MUJER ORGÁSMICA

MUJER ORGÁSMICA

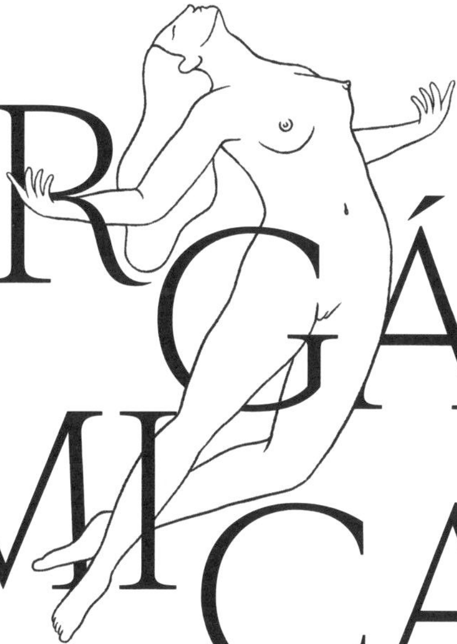

Andrea Aguilar

LUNWERG
EDITORES

A ti y a cada mujer que
decide darse permiso y decir ¡sí! a su placer.

ÍNDICE

INTRODUCCIÓN

Este libro te lo escribo a ti, mujer. En él te comparto un montón de ideas, pero si tuviera que resumirlas en una sería esta: **tú eres una fuente inagotable de placer.** Tu cuerpo está diseñado para el goce y no necesitas esforzarte para que este surja de forma natural y espontánea. Es así para todas las mujeres, todas somos multiorgásmicas y podemos experimentar éxtasis y placer más allá de lo que nos contaron, y tú no eres la excepción.

Puede que esto esté lejos de lo que estás experimentando en este momento de tu vida. Si no te sientes conectada con el placer, si cuando tienes relaciones sexuales no te sientes del todo satisfecha, si te cuesta tener orgasmos o no los tienes, si sientes dolor o si ni siquiera sientes deseo, no te preocupes. Está bien, así es ahora. Yo estoy aquí para decirte que eso puede cambiar cuando tú lo decidas. El placer está disponible para ti. Es más, te garantizo que puedes llegar a lugares de placer que ni imaginas que existen. O puede que tú sí tengas orgasmos con relativa facilidad, pero intuyes que hay más formas de sentir placer y quieres experimentarlas. Estás en lo cierto y deseo que este libro te ayude a descubrir todo tu potencial orgásmico, que es infinito.

Te lo digo yo, que durante quince años viví en silencio y con mucha frustración y vergüenza porque no conseguía tener orgasmos de ninguna manera, tampoco yo sola, nunca. Ahora no solo los disfruto con facilidad, sino que ayudo a mujeres a ser más orgásmicas, pues en el camino he descubierto que nuestra naturaleza es multiorgásmica, que **todas las mujeres somos multiorgásmicas.** Déjame que te cuente un poco mi historia y cómo he llegado hasta aquí.

Inicié mi vida sexual con un novio del que estaba muy enamorada y con quien tenía mucha conexión. Al principio nuestros encuentros eran una mezcla de nervios, complicidad, pasión, inocencia y mucha curiosidad. Todo iba bien, había deseo y había placer, todo era perfecto, exceptuando un detalle: yo no tenía orgasmos.

Había escuchado que a algunas chicas les costaba y simplemente tardaban un poco, así que de entrada no le di mucha importancia. Pero pasaba el tiempo y esa voz interior que se preguntaba «¿Por qué no tengo orgasmos?» era cada vez más fuerte. Sentía atracción por mi pareja, me sentía muy activa sexualmente, también me sentía muy cuidada y experimentaba mucho placer, pero al final no llegaba lo que supuestamente debía llegar. Con los años fui acumulando mucha frustración, no solo física, sino también mental. La vergüenza de no encajar y de no cumplir con la expectativa de lo que debía pasar era tan grande que durante años no me atreví a compartirlo más que con mi pareja, ni siquiera con mis mejores amigas.

Las dos frustraciones, la que sentía en el cuerpo y la que crecía en mi mente, fueron alimentándose mutuamente hasta transformarse en un enfado interno muy grande, con el mundo en general. No era una chica tímida, reservada o prudente, al contrario, era muy sociable y no tenía ningún problema para expresar mi opinión sobre cualquier tema. De hecho, era bastante lanzada y valiente. Para que te hagas una idea, durante diez años trabajé como cooperante humanitaria y viví en muchos lugares del mundo, sobre todo en África, en contextos complicados y a veces peligrosos. Era joven, muy idealista y quería ayudar a crear un mundo mejor y más justo.

Ahora, con perspectiva, entiendo perfectamente a aquella Andrea atrevida e independiente, pero esa aparente seguridad se sostenía en una débil autoestima. Por dentro me sentía defectuosa, sentía que algo fallaba en mí como mujer, que no era válida. A medida que pasaban los años y seguía sin tener orgasmos, ese sentimiento crecía al igual que la vergüenza, que era profunda, nuclear, gigante. Ahora puedo ponerle palabras, pero en aquel momento era incapaz. Ahora entiendo que lo que ocurría simplemente era que mi cuerpo no lograba soltarse y liberarse, pero no había nada mal en mí, solo necesitaba aprenderlo.

Tardé años en pedir ayuda, no fue hasta que se acabó mi primera relación de años cuando decidí que no podía esconder más el tema. Fui a ver a una sexóloga, y más adelante a otra, y más adelante a una tercera, y fui entendiendo algunas cosas. Por ejemplo, me di cuenta de que, aunque me consideraba una mujer moderna y viajada, no me masturbaba casi nunca, el sexo solo era con una pareja. Nadie me había dicho que no debía tocarme, pero son instrucciones que forman parte de programas inconscientes que yo llevaba conmigo. Así que rompí con eso y me dediqué a tocarme, a experimentar, y también probé un montón de juguetes que me recomendaron. Fue toda una aventura, me gustó descubrirme, pero los orgasmos seguían sin llegar, y la frustración seguía ahí, siempre más fuerte.

Un día, en una sesión, la sexóloga me dijo que la frustración que yo sentía la provocaban mis altas expectativas, porque en realidad yo sentía placer, así que, si dejaba de querer tener orgasmos, desaparecería el problema. Así, sin más. Su consejo era que me conformara, como tantas mujeres que han tirado la toalla con su sexualidad o que han mirado hacia otro lado. Con ese sabor a resignación, sintiendo que no comprendía lo que le pasaba a mi cuerpo, acabaron las sesiones.

Por suerte la buscadora incansable que hay en mí no estaba dispuesta a rendirse, ni tampoco mi impulso sexual y deseante, que a pesar de todo no se apagaba y me recordaba que estaba ahí, con ganas de arder. En esa búsqueda el universo me colocó casualmente en un taller de Tantra, sin yo saber lo que era. Allí, en un ejercicio muy sencillo de respiración, sentí mis pechos vibrar de una forma nueva. Fue una sensación breve y sutil, pero supuso una revolución para mí. Se me abrió una nueva puerta y decidí seguir investigando.

A través del Tantra entendí que respirando y aprendiendo a sentirme podía ir relajando el cuerpo y soltando el control.

Abrirme a sentir más placer era literalmente vertiginoso, y con esa apertura también sentía el dolor de la frustración y el enfado acumulados durante años. Pero era parte del proceso, pues cuando te abres, lo sientes todo: el dolor y el placer, lo que está vivo en ti a cada momento.

Con el tiempo fui aprendiendo a llevar más presencia al cuerpo, a escucharlo, a tener paciencia con él, a respirar para relajarlo y a soltar, soltar, soltar... La clave siempre era respirar para vaciar la mente de pensamientos y entrar en el cuerpo, sentirme, pues solo desde ahí la apertura es posible.

Y llegó el día en el que sentí que algo se liberaba: de repente empezó a salir agua de mis genitales y llegó el soñadísimo primer orgasmo. Me quedé conmocionada, descolocada, temblando, con un subidón enorme, sin poder parar de reír... Ahí empezó mi gran viaje. Un viaje que jamás imaginé que me traería hasta aquí, hasta este libro que estoy escribiendo para ti.

Como alma inquieta que soy, asistí durante los años siguientes a infinidad de retiros y formaciones de sexualidad, tanto de Tantra, como de taoísmo, en España, pero también en India, en Tailandia, en México; en todas partes. No lo hice con la intención de formarme y dedicarme a ello, sino para saber más de mí. Por curiosidad, ¡por ganas!

Me había pasado más de una década mendigándole a la vida un orgasmo, al menos uno, para dejar de sentirme defectuosa, para sentirme normal, y la vida con toda su grandeza me regaló mucho más. En todos esos viajes, descubrí que mi cuerpo, como el cuerpo de cualquier mujer, es una fuente infinita de placer. Descubrí que hay incontables maneras de sentirlo y de tener orgasmos. Descubrí que la sexualidad es maravillosa, es sana, es poderosa; es una puerta de conexión con nuestra alma y nuestra espiritualidad y nos puede llevar a estados expandidos de consciencia. **Descubrí que somos infinitas.**

¡¿Cómo nadie me había contado aquello?!

En esos años de descubrirme y gozarme, una voz dentro de mí susurraba incansablemente: «Esto lo tienen que saber todas las mujeres del mundo, tú puedes ayudar a las mujeres que están donde tú estabas». Por supuesto mis miedos replicaban que ni pensarlo, a quién iba a ayudar yo, si solo había tenido problemas. Los miedos gritan, pero esa vocecita siguió susurrando y no podía ignorarla, pues era la voz de mi alma y me hablaba desde un sitio de verdad. Al final, aún muerta de miedo, decidí hacerle caso, y aquí estoy.

Hoy, después de haberme formado como psicóloga, *coach*, consteladora familiar, hipnoterapeuta, en Tantra y taoísmo, y también tras recorrer mi propio camino espiritual, soy terapeuta sexual y ayudo a mujeres a despertar su potencial orgásmico. El día que publiqué mi web y expliqué públicamente que había tenido anorgasmia durante tantos años, sentía que me moriría de la vergüenza, pero al día siguiente seguía viva, y desde entonces me he dedicado a compartir mi experiencia con otras mujeres. A hablar con naturalidad de sexualidad, de lo que funciona y de lo que no, sin tabús, sin condicionamientos, desde un lugar sano y abierto. ¡Qué necesario! Eso es lo que hago en mi proyecto *Más allá del orgasmo* y es mi propósito al escribir este libro.

En las próximas páginas empezaré compartiéndote las cuatro verdades que resumen la sexualidad, tal y como yo la entiendo después de todo lo vivido y aprendido en este camino que te he contado, y la importancia de cuidar la autoestima sexual. Luego nos adentraremos en el orgasmo femenino, veremos cómo el sistema nervioso afecta tu capacidad de sentir placer y repasaremos la anatomía del placer. Pasaremos luego a ver cómo conectar con una sexualidad, no solo genital, sino más energética para convertir la experiencia del sexo en algo profundo, sagrado y más expansivo. Veremos la importancia de soltar el control, rendirnos y entregarnos al placer, así como las dificultades más comunes para llegar al orgasmo y sus posibles soluciones. Terminaremos con algunas claves que para mí son fundamentales si queremos sentir más placer cuando tenemos sexo en pareja. A lo largo del libro, además, encontrarás prácticas guiadas para que puedas experimentar en tu cuerpo lo que te voy contando. Solo tendrás que escanear con tu móvil los códigos QR que encontrarás al final de cada práctica para acceder a los vídeos y audios.

Vives en un cuerpo maravilloso de mujer capaz de sentir placer más allá de lo que imaginas. Si en tu caso te sientes insatisfecha y frustrada, me alegra decirte que hay solución y que **no tienes que resignarte ni conformarte, mereces sentir el placer infinito que hay disponible para ti.** En este libro encontrarás guía, respuestas y herramientas muy prácticas. Y también, si te sientes satisfecha, si te disfrutas, pero tienes curiosidad y tu intuición te dice que debe haber algo más, en estas páginas hallarás información, material y prácticas para seguir profundizando en tu sexualidad y multiplicando tu placer.

Una última cosa antes de empezar: si algo de lo que te comparto en este libro no acaba de resonar contigo, simplemente déjalo pasar y toma solo lo que te sirva. Yo te hablo desde mi experiencia, sobre lo que he descubierto y me ha servido, y mi intención es que estas páginas te inspiren, te sorprendan y despierten tu curiosidad por abrirte a nuevas posibilidades de sentir placer y de gozar tu cuerpo. Experimenta contigo y recuerda que tú eres tu propia maestra. Nadie puede conocer mejor tu cuerpo que tú misma y este libro es solo una herramienta para que **despiertes la sabiduría sexual y el potencial orgásmico que ya están dentro de ti.** Después de todo, estás aquí para recordar que eres una fuente infinita de placer y solo tú puedes decidir cómo y cuándo acceder a ella.

Gracias por la confianza. Es un honor que estés aquí.

¡Bienvenida!

NOTA A LA LECTORA

Antes de empezar este viaje juntas, me gustaría hacerte unas breves aclaraciones. La primera es que este libro está dirigido a mujeres, por eso hablo en femenino. Cuando lo escribo estoy pensando en personas que se identifican con el género femenino, que se reconocen como mujeres y que además tienen órganos sexuales femeninos, es decir, que tienen vulva y vagina. Entiendo que hay personas que no se identifican con un género, ni femenino ni masculino, o que se identifican con un género diferente al sexo de sus genitales. Cuando escribo en femenino no es con la intención de excluir a nadie, simplemente es la forma en la que, a día de hoy, es para mí natural expresarme. Pero sí debo aclarar que en estas páginas hablo de expandir el placer a nivel físico y energético en un cuerpo con vulva y vagina.

La segunda es que el contenido del libro está centrado y orientado en ti: en tu cuerpo, en cómo encenderte, tocarte y ser tocada; en cómo sentir más, ampliar tus sensaciones y expandir tu placer; y te va a ser de utilidad independientemente de cuál sea tu orientación sexual. Cuando hago referencia a «tu pareja», esta puede ser hombre o mujer. No obstante, hay ciertos momentos en que me refiero a dinámicas que se dan con frecuencia en las relaciones de una mujer con un hombre, o también a las diferencias físicas y energéticas que tienen nuestros cuerpos y genitales, eso sí, siempre con la intención de sumar, nunca de excluir.

1

PLACER Y AUTOESTIMA SEXUAL

A diferencia de mi madre y abuelas, yo puedo decir que he crecido en la época de la supuesta libertad sexual. Digo «supuesta» porque esa libertad no es verdadera. El hecho de poder elegir con quién tener sexo, de no tener que casarnos para disfrutarlo y de contar con métodos anticonceptivos a nuestro alcance ha supuesto un gran cambio, pero no significa que seamos realmente libres. Partimos de la base de que la educación sexual que hemos recibido ha sido muy limitada. Y vivimos en una sociedad muy sexualizada, incluso «pornografiada», que nos ha enseñado un sexo muy duro y con mucha tensión. ¿De qué sirve tanta libertad si el sexo que nos enseñan no nos ayuda a conectar con nuestro verdadero placer?

Como todos los animales, los seres humanos aprendemos por imitación, y en lo sexual, desgraciadamente, no solemos tener buenos modelos. En la mayoría de casas y colegios, nos han contado casi solo la parte biológica y no nos han enseñado la importancia de conectar con la energía sexual. Los modelos nos los terminan proporcionando las películas pornográficas, por supuesto, pero también otras tantas miles que nos muestran escenas de encuentros sexuales y que han creado todo un imaginario colectivo. A través de ellas aprendemos qué es lo esperable en el sexo y las relaciones. Pero cuando comenzamos nuestra vida sexual nos damos cuenta de que la realidad no concuerda con la ficción por mucho que nos esforcemos en emularla. Entonces, sacamos la conclusión equivocada de que «Algo no sé hacer bien» o, peor aún, de que «Algo debe haber mal en mí». Estas creencias van debilitando nuestra autoestima sexual cuando, en realidad, lo que ocurre es que estos modelos no son amorosos con el cuerpo y nos alejan del placer. Nos han enseñado a usar nuestros cuerpos de forma hostil, sin todo el amor que necesitamos. Por eso no es de extrañar que tantas mujeres se sientan insatisfechas sexualmente. No nos han contado cómo hacerlo mejor, no sabemos cómo gozar de todo nuestro potencial orgásmico.

Lo peor de todo es que la mayoría de las mujeres vive esa frustración en silencio y con resignación, sin hacer algo para que eso cambie. Es curioso que hoy en día hagamos tantas cosas por nuestro cuerpo y bienestar, pero que casi ninguna de ellas tenga que ver con mejorar nuestra sexualidad. Yo veo a muchas mujeres cuidándose en la alimentación, practicando yoga, ejercicio, meditación, haciendo cursos de crecimiento personal o búsqueda espiritual, pero que, en cambio, aún no se han atrevido a mejorar la relación con su sexualidad. ¿Por qué ocurre esto? ¿Por qué dejamos para más adelante algo tan prioritario como nuestro placer? Muy fácil, porque el sexo sigue siendo un tabú. Está impregnado de vergüenza, y no nos atrevemos a preguntar y explorar. Nos da miedo abrir esa caja de Pandora.

No te imaginas cuántas veces, en los años que llevo dedicada a acompañar a mujeres a conectar con su placer, he escuchado la frase «Esto no se lo he contado a nadie». ¡Cómo lo entiendo! Durante años me fue imposible compartir mi problema y pedir ayuda. Es muy fácil sentirnos defectuosas en una sociedad que nos enseña a vernos como objetos sexuales, pero precisamente por eso tenemos que romper el silencio: no es justo que vivamos avergonzadas por situaciones que son absolutamente naturales y, lo más importante, que tienen solución, si dedicas tiempo a mirar en tu interior, explorar, conocerte y sentir.

Nuestra energía sexual es nuestra energía vital y cuando una mujer aprende a despertarla desde la consciencia, se conecta con su enorme poder personal. No tengo que decirte por qué nos lo han ocultado, ¿verdad? La sociedad quiere seres controlables, no personas libres y despiertas. No le interesa que descubras que en la conexión con tu sexualidad está la llave para despertar tu poder infinito. Por eso yo digo que conectar con nuestra sexualidad es dar rienda suelta a nuestra mujer libre y salvaje. Esa que vive dentro de cada una de nosotras y que hemos domesticado por miedo, por vergüenza o por culpa.

Esa mujer salvaje es auténtica, real, está conectada con el instinto y con el corazón. Por eso cuando en el sexo te das el permiso de sentirte plenamente, de moverte como necesitas, de sacar tu voz, de ser fiel a ti misma, sucede algo verdaderamente increíble: te sientes libre. Esto, por supuesto, no puede ocurrir si estamos intentando imitar lo que hemos visto en las películas, donde hay mucha acción y poco sentir. Por eso es tan importante que te des el regalo de desmontar las falsas ideas que nos han vendido sobre el sexo a través de estos modelos.

También es necesario aceptar que tenemos un montón de creencias que no nos sirven. Quizás cuando eras pequeña escuchaste que el sexo era sucio, malo o peligroso. Quizás te dijeron que debías esconder tu cuerpo. O quizás ni siquiera te dijeron nada, pero tú intuiste que tu madre no disfrutaba de su sexualidad y eso fue suficiente para que creyeras inconscientemente que tú tampoco podías hacerlo.

Es normal: todos creamos lealtades, a veces inconscientes, con personas de nuestro círculo para sentir que pertenecemos. Por eso, muchas mujeres ni siquiera entienden por qué les cuesta sentir placer, hasta que se dan cuenta de que, antes de ellas, un montón de mujeres nunca tuvieron el permiso de gozarse. Venimos, además, de muchas generaciones de abuso a la mujer, y eso muchas lo tenemos grabado de forma inconsciente. Afortunadamente, estamos viviendo una época llena de posibilidades y, independientemente de las creencias que hayas heredado de tu familia o de tu cultura, o de los mensajes que hayas recibido de pequeña o de adolescente sobre tu cuerpo, el sexo y el placer, ahora puedes decidir hacerlo diferente y darte el permiso de gozarte plenamente.

MIS CUATRO VERDADES SOBRE EL PLACER

Quiero empezar compartiéndote las cuatro verdades sobre el placer que desarrollaremos a lo largo del libro y que resumen la sexualidad como la entiendo hoy. Para mí, estas verdades son fundamentales, son como un soplo de aire fresco o más bien una ráfaga tremendamente liberadora después de tantos años de *deseducación* sexual. Son como mantras que me recuerdan día a día que soy una fuente inagotable de placer, y espero que a ti también te sirvan.

Si la primera vez que las lees hay una parte de ti que las rechaza o las cuestiona, está bien, es natural. Esa parte también es bienvenida. Simplemente ábrete a la posibilidad de que sean ciertas y sigue leyendo. Permite que vayan tomando forma dentro de ti y descubre de qué manera pueden cambiar tu vida, o al menos tu forma de entender y sentir tu placer sexual.

Vamos allá.

Tu placer depende de ti

Sí, tu placer depende de ti, solo de ti. No depende de lo que te hagan o de cómo te lo hagan. Depende de ti. De cuánto te permites sentir y cuánto te conoces. Esta verdad te devuelve la libertad, porque tu capacidad de disfrute deja de estar en manos de otra persona y pasa a estar en las tuyas. Entonces, recuperas tu poder.

Convertirte en la responsable de tu placer implica tomarte tiempo para conocerte y explorarte. **Vas a sentir placer en la medida en que te responsabilices de él, te des permiso y conozcas tu cuerpo para saber cómo sentirlo.** La buena noticia es que asumir esta responsabilidad no tiene por qué ser un arduo trabajo; puede llegar a ser muy divertido, y placentero también.

Se dice muy a menudo que en las relaciones de pareja, y concretamente en la parte sexual, es muy importante la comunicación; que haya espacio para expresar nuestras necesidades y escuchar las del otro. No puedo estar más de acuerdo. Es imprescindible poder expresarnos, poder pedir lo que necesitamos y cómo lo necesitamos. El problema es que a nivel sexual muchas veces no tenemos ni idea de lo que necesitamos. ¿Cómo vas a pedir lo que necesitas si ni sabes lo que es? Por eso pierdes tu poder: porque desconoces cómo funciona tu cuerpo y esperas un milagro; que aparezca la persona que active el punto mágico que te haga tocar las estrellas del éxtasis. Y esto, no te engañes, es complicado. **Si tu sexualidad es para ti un misterio, ¿no crees que para otra persona lo será aún más?**

Conocerte físicamente es esencial, además de algo maravilloso que te invito a hacer si todavía no lo has hecho. No se trata solo de que te toques, sino de que te conozcas y te experimentes en profundidad para saber cómo activar tu fuego, cómo expandir tu placer por el cuerpo; para averiguar cómo funcionas no solo a nivel físico, sino también energético.

Como te he contado antes, durante muchos años no pude tener orgasmos. Ni la paciencia infinita ni las ganas de ayudarme de las parejas que tuve —relaciones bonitas con mucho amor, confianza, intimidad y conexión sexual— lograron que mi cuerpo se soltara. En cambio, cuando mi cuerpo se abrió al placer y tuvo el permiso para rendirse al orgasmo, el placer pasó a resultar tan fácil y natural que dejó de depender de cuánto me ayudaran o me cuidaran. Solo necesitaba conectar con mis sensaciones, respirar, mover la energía a través de mi cuerpo... y todo pasaba. ¿Qué había cambiado? Había cambiado yo, que había logrado escapar de la creencia-trampa de que tiene que venir otra persona a satisfacerme.

Te animo a que borres tú también de tu vida esa vieja creencia. Deja de poner el foco afuera, de esperar a que alguien venga a descubrir tu placer o de quejarte si tu pareja no cumple con tus expectativas. No digo que no te afecte con quién compartes intimidad, y, si has elegido bien, esa persona te puede acompañar en este viaje, desde luego, pero tu placer depende de ti. Así que pon el foco en ti misma y toma las riendas de tu placer conociéndote a fondo, porque cuando sabes cómo funciona tu cuerpo, las puertas del placer se abren con facilidad. Y por supuesto, **date permiso para sentir todo ese placer, toma la decisión de decir «¡SÍ!» desde lo más profundo de ti: sí al placer, sí a sentir, sí a disfrutar, sí a la vida.** ¡En el sexo y en todo! Suena obvio, pero es una enorme revolución interior.

Todas somos multiorgásmicas

Todas lo somos, tú también, es nuestra naturaleza. El cuerpo de la mujer es multiorgásmico de forma natural, así que tú también lo eres, no puede ser de otra manera.

Algunas mujeres, cuando tenemos o hemos tenido dificultad para llegar al orgasmo, sentimos que hay algo que no funciona bien en el cuerpo, incluso que somos defectuosas. Pero la verdad es que no es así: a todas nos han dado un cuerpo maravilloso para gozarnos plenamente. Puede que tengas esta dificultad y te sientas sola; te entiendo, yo también lo he sentido y desde aquí te envío mucho amor. Y tengo una buena noticia: a medida que vayas aprendiendo más sobre cómo funciona tu cuerpo, vas a llegar a sentir más placer del que seguramente hayas imaginado hasta ahora.

Todas las mujeres podemos tener orgasmos de todo tipo. Más aún, todas somos multiorgásmicas. Tú también. No es algo que el universo le haya concedido a unas pocas. Algo que te toca o no en la rifa de la genética, como cuando naces morena o con ojos azules. No, esto no va así. Y cuando digo que todas lo somos, no me refiero a que podamos encadenar orgasmos uno detrás de otro, me refiero a que **nuestro cuerpo tiene la capacidad de entrar en un *estado multiorgásmico* que es como un oleaje infinito que expande y multiplica nuestra energía y placer.**

Tal vez sientas que esto suena muy bonito, pero que no es posible para ti. Puedo entenderte perfectamente. Nos fijamos en los hechos y es lo que tomamos como verdad. Por eso yo decía que *era* anorgásmica. ¡Pero qué gran absurdo! Lo que sucedía era simplemente que en aquel momento yo no era capaz de tener orgasmos de ninguna manera. Podría decir que *tenía* anorgasmia, pero ser, siempre he sido multiorgásmica. Como todas. La diferencia es que ahora me permito vivirlo y disfrutarlo. Tú también lo eres, independientemente de cuánto placer eres capaz de experimentar ahora.

No me gustaría que sintieras esto como una obligación. No se trata ahora de que te pongas a perseguir más logros y más orgasmos. Bastante tenemos con los mandatos sociales de estar guapas, ser buenas madres, profesionales exitosas, etcétera como para imponernos ahora la obligación de llegar a estados multiorgásmicos. No eres más válida ni mejor amante por tener más orgasmos. Esto es solo para ti, lo cuento para inspirarte y, si lo deseas y me lo permites, para animarte a conectar con tu potencial. Para que dejes de vivir conformándote con lo que has conocido hasta ahora y conectes con la abundancia de placer que hay disponible para ti, pues la energía femenina es expansiva por naturaleza. Para que dejes emerger esa sabiduría interna que cuando lee esto, aunque quizás no sabe cómo llegar a ello, sí sabe que hay más. Esa parte sabia de ti merece ser escuchada.

Eres una mujer deseante

Venimos del paradigma de la mujer como objeto de deseo. Durante siglos, nuestro rol en la sociedad se limitó al de esposas y madres, por lo que la prioridad era resultar atractivas para que un hombre nos eligiera y nos mantuviera económicamente. Era una cuestión de pura supervivencia y, como todo programa de supervivencia, se nos quedó muy grabado en nuestro inconsciente.

En aquel viejo paradigma, el encuentro sexual se daba cuando el hombre buscaba a la mujer, y el placer de ella no entraba en la ecuación. El cuerpo de la mujer era simplemente ese objeto con el que el hombre satisfacía sus necesidades sexuales y ella tenía un papel completamente pasivo.

Afortunadamente esto ha cambiado. Cada vez más mujeres asumimos lo que te decía en la primera verdad: que nuestro placer depende de nosotras mismas, y que, aunque nos programaron como objetos de deseo, no solo somos seres deseados, sino también deseantes. No hay nada malo ni vergonzoso en desear, en tener ganas.

Existe la creencia generalizada de que los hombres tienen más ganas que nosotras, y muchas veces puede ser así, pero muchas otras no. Y no es importante quién tiene más ganas, sino que nosotras conectemos con nuestro deseo. **Hay en ti un fuego intenso que enciende tu corazón y arde entre tus piernas.** Es maravilloso que tu pareja te busque y te seduzca, pero date cuenta de cómo deseas que te busque, fíjate en que el deseo está también en ti.

Muchas mujeres que se quejan de falta de deseo esperan a que ocurra algo o venga alguien y las encienda. Esto es herencia del papel pasivo que te comentaba, pero no es realista. **Tu deseo está dentro de ti, no viene de fuera,** tú abres tu cuerpo dejando que arda tu fuego. Cuando te ocupas de conocer cómo funciona tu cuerpo, qué te da placer, cómo te excitas, cómo te nutres, el deseo aparece de forma natural.

Recuerdo a una mujer que unos días después de asistir a uno de mis talleres me contó muy sorprendida: «De repente he tenido muchas ganas de tener sexo con mi marido, hacía mucho tiempo que no me sentía tan activa». ¿Fue porque su marido de repente esa semana estaba especialmente atractivo? ¿Venía de fuera ese deseo? Obviamente no. Lo único que había cambiado era que ella le había prestado atención a su sexualidad, le había dedicado tiempo, se había sentido, se había explorado y se había encendido. Cuando nos escuchamos y nos sentimos, nuestro cuerpo se abre y se relaja, y de forma natural nacen las ganas de gozarnos.

Hay muchos factores que afectan al deseo, como veremos más adelante, pero seguramente el que más es el estrés. Un cuerpo estresado está en alerta, no se puede relajar y dedicar a jugar y gozarse. Por eso es importante bajar las revoluciones de la vida que llevamos para crear espacio y que tu fuego se vuelva a encender. **Cuanto más sexo y placer tienes, y más lo disfrutas, más deseo y ganas tienes.** El cuerpo siempre pide más de lo que le gusta.

El sexo es más que una experiencia física

El sexo que hemos aprendido está muy centrado en los genitales y en la penetración. Las películas nos han enseñado que los besos o las caricias solo tienen como objetivo llegar a los genitales y concretamente a la penetración.

Incluso si has logrado superar esta idea, es probable que sigas viendo el sexo como una actividad física, tanto si te das placer a ti misma como si lo compartes con otra persona. El foco sigue puesto en el cuerpo, en la lubricación, en la erección, y en buscar la descarga física.

Sin embargo, **cuando estás excitada, cuando tus genitales se hinchan, cuando tu fuego se enciende, lo que se activa en realidad es tu energía sexual. La energía sexual es la energía creativa, la energía de vida.** Somos concebidos a través del sexo, nacemos a través del sexo, toda creación es energía sexual en movimiento.

No es tan extraño hablar de energía sexual. En realidad, todo es energía. Las personas somos más que el cuerpo físico que vemos y tocamos, contamos con un campo energético a nuestro alrededor y a menudo tenemos percepciones sobre la energía de otras personas y los sitios en los que estamos. Seguro que alguna vez has entrado en una casa o en un restaurante y has sentido que no estabas a gusto. O has conocido a una persona y enseguida has sentido una afinidad enorme, una «buena onda». Es algo que claramente no tiene que ver con lo físico, sino con lo energético.

Cuando estás excitada, cuando tu vulva se hincha, cuando sientes tu vagina esponjosa y estás caliente, significa que estás cargada de energía. De hecho, el calor es energía. Como nuestro foco está normalmente puesto en los genitales, tendemos a quedarnos con ese nivel de excitación, con ese fuego entre las piernas. Pero **si te atreves a ir más allá, entenderás que esa energía puede expandirse por todo tu cuerpo y llevarte a orgasmos expandidos de cuerpo entero, a niveles de placer casi místicos.** Para eso, como veremos más adelante, tienes que dejar que la excitación que hay entre tus piernas suba y circule por tu cuerpo.

Te diré algo que quizás te sorprenderá, ni siquiera necesitas tocarte o que te toquen para activar tu energía sexual. Si tu cuerpo está abierto, respirando y moviéndose, puedes entrar en un oleaje multiorgásmico de cuerpo entero sin necesidad de usar las manos. No me lo estoy inventando. Yo misma lo he experimentado. Al principio parece increíble, lo sé, por eso te pido que sigas leyendo los siguientes capítulos con la mente abierta.

Para mí, pasar de una sexualidad genital a una sexualidad energética fue un cambio total, un salto a un nivel superior. Lo que sentí (y cómo lo sentí) no era comparable a lo que había sentido hasta ese momento. Fue como cambiar de dimensión. Con este libro pretendo que tú también puedas tener esa experiencia.

TIENES DERECHO AL ORGASMO

Seguramente habrás escuchado decir cosas como «El orgasmo no es el objetivo del sexo» o «Deja de buscar el orgasmo y disfruta del camino». Estos mensajes son, por supuesto, completamente ciertos, pues el sexo es mucho más que unos segundos de éxtasis y, además, cuanto más te olvidas de querer llegar al orgasmo, más fácil es que llegue. Pero a la vez es muy frustrante si te cuesta tenerlos. Porque fíjate qué crueldad: ya desde la adolescencia te bombardean con mensajes e imágenes sexuales que te mal educan haciéndote creer que el orgasmo es el único objetivo del sexo, y tú te lo crees, entre otras cosas, porque empiezas a tener sexo y tu pareja no hace más que preguntarte si «has llegado». Pero si resulta que a ti te cuesta, y que no llegas tan fácilmente, sientes que algo está fallando, y parece como si todo el placer y la excitación que sí sientes no valieran, no contaran, porque no culminan en un orgasmo. Y callas, o a veces mientes, pero en cualquier caso duele. Y cuando estás en ese lugar de confusión y decides pedir ayuda porque no sabes cómo lograr tener orgasmos, te dicen: «El orgasmo no es el objetivo».

Que a mi yo de antes de tener orgasmos le dijeran que el problema era que estaba demasiado enfocada en el orgasmo es en realidad violencia. No solo estaba enfocada, sino que estaba *obsesionada* con el tema, porque sentía que mi valía como mujer y como ser sexual dependían de eso. Que me dijeran entonces que el problema era que yo no sabía apreciar el placer que sí sentía a pesar de no tener orgasmos era una especie de agresión. Según ese discurso el problema estaba en que yo era una eterna insatisfecha y que me fijaba demasiado en lo que me faltaba. Debía conformarme, aunque en mi cuerpo hubiera una tensión incomodísima que nunca se liberaba.

Sin embargo, yo quiero decirte justamente lo contrario: no te conformes. **El orgasmo no es el objetivo, pero sí es tu derecho.** Y no un orgasmo, sino todos los del mundo y de todas las maneras del mundo. Quiero que sepas que cuando los orgasmos no llegan, o nunca llegan en pareja o solo llegan de una determinada manera, no es solo tu cabeza y la idea de tenerlos la que habla, es todo tu cuerpo el que los está pidiendo porque hay algo que no logra soltarse. Hay excitación, pero la tensión acumulada no se libera y queda una especie de malestar. El cuerpo se queda contraído, no se relaja, y eso se siente mal.

Así que es perfecto que los pidas, a ti, a tus parejas y a la vida, porque es tu derecho divino, y disfrutar de estados de éxtasis, gozo y expansión es algo que le hace mucho bien a nuestro cuerpo, y a todo nuestro ser, y que además impacta positivamente en nuestra autoestima sexual. Más adelante, cuando lleguen los orgasmos y te vivas como la mujer multiorgásmica que en verdad eres, llegará el momento, entonces sí, en que tener orgasmos o no en cada uno de tus encuentros sexuales será la última de tus preocupaciones.

TU AUTOESTIMA SEXUAL

Hace unos años, cuando decidí que me dedicaría a ayudar a otras mujeres a explorar su sexualidad y hacerse dueñas de su placer, me puse a estudiar Psicología y dediqué mi trabajo final de carrera a la autoestima sexual, porque es un pilar fundamental para tener una vida sexual plena y satisfactoria. Pero ¿a qué me refiero con autoestima sexual? La autoestima general es la valoración que haces de ti misma y lo satisfecha que estás contigo. Cuando tienes una buena autoestima tienes confianza, te sientes segura, te hablas bien a ti misma y no te juzgas, en resumen: te sientes valiosa y te quieres bien. La autoestima sexual es lo mismo, solo que llevado a tu vida sexual y a tu ser sexual. Lo alta o baja que esté tiene que ver con lo satisfecha que estés con tu sexualidad y también con factores como cuán merecedora te sientes de sentir placer, la confianza que tienes en ti y en tu cuerpo, lo a gusto que estás en tu piel, la seguridad con la que vas a un encuentro sexual o cómo te percibes a ti misma cuando estás haciendo el amor.

Puedes imaginarte que cuando yo no tenía orgasmos mi autoestima sexual estaba por los suelos. Me sentía muy insegura. Cuando mis amigas hablaban de sexo me ponía tensa y escuchaba para ver si me enteraba de qué estaba haciendo mal. Aunque eran y son buenas amigas, no les había contado lo que me pasaba, ¡me moría de vergüenza! La autoestima sexual es algo muy íntimo, te hace sentir muy vulnerable, y aunque con las amigas se puede llegar a ocultar, con las parejas es más difícil porque cuando te desnudas, inevitablemente, también te dejas ver por dentro. Si la autoestima sexual es baja, a pesar de los esfuerzos titánicos que hacemos para que no se note, se sufre enormemente por dentro.

Como lo había vivido en primera persona, quería entender la relación entre los orgasmos y la autoestima sexual, así que para mi trabajo de investigación de final de carrera decidí analizar si la dificultad de la mujer para tener orgasmos afectaba a su autoestima sexual y, más allá de eso, si también afectaba a su autoestima general. Preparé entonces una encuesta que me respondieron nada menos que 27.000 mujeres gracias a la magia de las redes sociales. De entrada, confirmé lo que ya sospechaba: aquellas mujeres con mayor capacidad para tener orgasmos fácilmente se sentían más satisfechas sexualmente y daban una valoración en autoestima sexual superior a las que no. Confirmé también la segunda hipótesis: existía una relación estadísticamente significativa entre la dificultad para tener orgasmos y la autoestima (no solo en lo referente a lo sexual, sino en general a la valía como persona).

Es decir, la dificultad para tener orgasmos no solo provoca una menor autoestima sexual y confianza en la cama, sino que también resulta en una menor autoestima personal: afecta a la confianza que tienes en ti y a tu valoración personal. Dicho en otras palabras, **cuanta más facilidad de sentir placer tiene una mujer, más segura se siente en la cama, más satisfecha está con su sexualidad y, también, más segura de sí misma se siente en la vida y consigo misma.** Así es: la forma en que te sientes en la cama repercute directamente en cómo te sientes en la vida y en la confianza en ti misma. Tiene sentido, porque si nuestra energía sexual no fluye, si no nos sentimos en paz, gozo y alegría con la fuerza creativa que es la sexualidad, todo nuestro ser se ve afectado. **La sexualidad es un reflejo de cómo te comportas y cómo estás en la vida.**

Para que vayas entrando en materia, he preparado un cuestionario rápido con el fin de que puedas valorar en qué punto te encuentras en ese sentido. Tómatelo como un juego. No importa dónde estás, importa hacia dónde vas: a un lugar de satisfacción total con tu cuerpo, tu placer y tu vida sexual. Es lo que te mereces.

Cuestionario

¿Cómo está tu autoestima sexual?

Lee estas afirmaciones y siente si para ti son ciertas. Puntúalas del 1 al 5, según lo identificada que te sientas con ellas.

1. Me siento satisfecha sexualmente 1 - 2 - 3 - 4 - 5
2. Estoy feliz con mi vida sexual 1 - 2 - 3 - 4 - 5
3. Me es fácil conectar con el placer 1 - 2 - 3 - 4 - 5
4. Me siento cómoda con mi sexualidad 1 - 2 - 3 - 4 - 5
5. Me siento a gusto con mi cuerpo cuando tengo sexo 1 - 2 - 3 - 4 - 5
6. Me siento a gusto con mis genitales y mis pechos 1 - 2 - 3 - 4 - 5
7. Estoy tranquila y confío en cómo mi cuerpo responde durante el sexo 1 - 2 - 3 - 4 - 5
8. Considero que mis habilidades sexuales son muy buenas 1 - 2 - 3 - 4 - 5
9. Me siento segura durante una relación sexual 1 - 2 - 3 - 4 - 5
10. Tengo confianza en mí misma como pareja sexual 1 - 2 - 3 - 4 - 5

Ahora suma los puntos. Cuanto más cerca estés de 50, mayor es tu autoestima sexual. Aunque, realmente, más que la puntuación, lo que importa es lo que has sentido al leerlas. Si tu autoestima sexual es alta, al leerlas seguramente has sentido relajación y expansión en tu pecho, conectando con la satisfacción que hay en ti. Fantástico, espero que con este libro sigas expandiendo esa sensación. Si, por el contrario es más baja, puedes haber sentido que tu pecho se encogía, porque algunas de las puntuaciones no son las que te gustaría. Si te ha ocurrido esto último, respira tranquila, leer estas páginas forma parte del viaje que ya has iniciado hacia tu máxima satisfacción sexual, y ahora tienes aún más claro hacia dónde vas.

Los tres enemigos de la autoestima sexual

Los resultados del estudio que acabo de compartir contigo nos decían que cuanto más nos abramos al placer y más facilidad tengamos para alcanzar orgasmos, mayor será nuestra autoestima sexual y personal. Según mi experiencia, también es cierto en la dirección opuesta, a mayor autoestima sexual, mayor facilidad para tener orgasmos y sentir placer. La pregunta es por dónde empezar. Me parece que un buen lugar para hacerlo es identificando y transformando lo que para mí son los tres grandes saboteadores de la autoestima sexual: la vergüenza, el miedo y la culpa.

Exploremos de dónde vienen, cómo se manifiestan y qué verdades y mantras puedes adoptar para transformarlos.

Vergüenza

Imagina esta escena: estás en la cama con alguien que te gusta mucho. Sientes gran atracción y hay mucha química. Os estáis besando, con esos besos que hacen perder el sentido. Estás gozándote, entregada completamente al momento. Notas que su mano te acaricia suavemente un pecho y de repente tu cabeza se enciende y te dice algo como «No le van a gustar mis pechos, son demasiado grandes (o pequeños o caídos)». Intentas ignorarlo y continúas. Ahora estás sentada encima de tu pareja y tu cabeza te dice: «Esta es una mala posición, se me nota mucha barriga, así estoy fatal». Al cabo de un rato, notas como va bajando con su boca hacia tu vulva y automáticamente tu cabeza empieza de nuevo: «No le va a gustar, mis labios son demasiado grandes y huele mal» o «No me he depilado». Intentas no escuchar esas voces y por un rato te funciona y te dejas llevar por el placer. Respiras y sientes cada vez más calor en tu cuerpo, y con la excitación sale de tu interior un gemido de placer salvaje y auténtico, pero de repente te encuentras con sus ojos y tu cabeza te dice algo como «He gemido demasiado, ¿qué va a pensar de mí? ¡Qué vergüenza!».

¿Te ha pasado algo parecido alguna vez? Aunque la cosa empiece bien, entregada a la química y al deseo, **si aparece la cabeza y empiezas a juzgar tu cuerpo y tus expresiones genuinas, te vas a la mente, y desde ahí no puedes sentir placer porque el placer está en el cuerpo.** Lo más absurdo del caso es que la otra persona está encantadísima acariciándote y gozando con tu cuerpo tal cual es. La única que juzga es tu mente, y tú, al creértelo, te has perdido el disfrute.

No es extraño que te pase esto. Nos pasa a todas. Los cánones de belleza feroces que nos han impuesto son inalcanzables, y esos modelos de perfección física han llegado incluso a los genitales. Solo hay que fijarse en el aumento espeluznante de cirugías de labioplastia para hacer los labios de la vulva más delgados y simétricos, o para emblanquecerlos, incluso con el riesgo de perder sensibilidad en los genitales.

Pero no estoy aquí para hablarte de todo el daño que nos hacen los estereotipos de belleza, porque eso tú ya lo sabes. Lo que sí quiero decirte es que cada vez que juzgas tu cuerpo, te alejas de él y, por lo tanto, te alejas del placer. La vergüenza te hace creer que tu cuerpo no es lo suficientemente deseable, lo que te genera inseguridad cuando te tocan y hace que te desconectes de las sensaciones de placer.

La vergüenza a veces va más allá de tu cuerpo físico, y puede llegar incluso a sabotear tus relaciones. Lo hace cuando reprimes el impulso de tomar la iniciativa para tener sexo o incluso te lleva a evitar mantener relaciones sexuales. Por eso, si de verdad quieres experimentar placer, debes dejar de juzgar tu cuerpo y tus impulsos, liberarte de los condicionamientos impuestos y reprogramar tu mente. «¿Cómo?», preguntarás. Pues cambiando la mirada del juicio por la del amor propio.

Ya basta de buscar incansablemente ser lo suficientemente bella. Eres perfecta y tremendamente deseable tal como eres. No te engañes con la fantasía de que, si tuvieras el cuerpo esbelto de aquella otra mujer, no estarías teniendo todos esos pensamientos. Es probable que esa otra mujer también sienta que su cuerpo no es suficiente y lo esté juzgando. Es hora de salir de este programa de estereotipos imposibles, porque el placer está en el sentir, no en nuestro aspecto. Lo que necesitamos es acallar esas voces, cerrar los ojos, respirar y dejarnos emborrachar por las sensaciones. **Todos los cuerpos sienten y eso es todo lo que necesitamos para el placer. Solo hay que dejar de juzgarlos, y amarlos tal como son.** Cuando nos permitimos sentir placer, todo nuestro cuerpo baila de alegría y nos vemos mucho más guapas porque irradiamos belleza de adentro hacia afuera.

AMA TU CUERPO COMO ES para poder gozarte en él. Ama tu vulva para dejar que la magia del placer se abra a través de ella.

Vergüenza	
Señales:	⊙ Evitas mantener relaciones sexuales ⊙ Sientes inseguridad cuando te tocan ⊙ Te desconectas de las sensaciones de placer de tu cuerpo ⊙ No tomas la iniciativa para tener sexo
Creencias limitantes:	× «Mi cuerpo no es lo bastante deseable» × «No soy suficiente»
Verdades:	✓ **Tu cuerpo es perfecto** ✓ **Tu vulva es maravillosa**
Mantra:	**AMO MI CUERPO TAL Y COMO ES**

Miedo

Tu placer es lo primero. Te lo digo así de entrada porque es importante. Y te digo más: deja de esforzarte en ser una buena amante, olvídate de satisfacer a tu pareja. En lugar de eso, **ponte a ti primero, pon tu placer como prioridad.** ¿Te incomoda que diga esto? Siempre que lo digo salta el juicio «No, no, eso es egoísta». Pero no lo es. De hecho, es todo lo contrario: poner tu placer primero es lo más amoroso que puedes hacer por tu pareja. No hay nada que dé más satisfacción que hacer el amor con una mujer que se lo está gozando en grande. **¿Quieres ser la mejor amante del mundo? Gózate y disfruta tu cuerpo de verdad.**

¿Cuántas veces, haciendo el amor, has dejado de pedir lo que necesitabas por satisfacer a tu pareja? ¿Cuántas veces has estado medio fingiendo, esperando a ver si acaba? ¿Cuántas veces has tenido sexo porque toca? La emoción detrás de estos comportamientos es el miedo: a que no me quieran, a que me dejen; en definitiva, a ser rechazada.

Hay un error de base en todo esto. El sexo no es algo que *le das a alguien*, es algo que tienes *para ti* misma y para tu placer, con quien tú deseas. Tu cuerpo es *tu* templo y tu sexualidad, algo sagrado que hay en ti. Por mucho amor que sientas hacia tu pareja, forzarte para complacer no es amoroso con tu cuerpo.

Al igual que la vergüenza, el miedo es producto de todos esos siglos en los que la mujer ha sido solo un objeto de deseo y ha necesitado del hombre para subsistir. Aunque esto ya no es así, el miedo a ser rechazadas o abandonadas sigue activándose con mucha facilidad. Por ejemplo, cuando te cuesta poner límites en la cama o pedir lo que necesitas, cuando dejas de respetar lo que te apetece en cada momento o cuando tienes relaciones sexuales sin ganas o fingiendo que sientes placer.

Lo que hay que entender es que este miedo al rechazo se alimenta de la creencia de que tu valía depende de cómo eres en la cama. Tal vez crees que si eres una gran amante podrás mantener a la pareja que deseas. Entonces pones el foco en satisfacer al otro y te olvidas de ti misma, de tu cuerpo y tus necesidades. Te desconectas de tu placer. Pero todo cambia cuando te colocas como prioridad: conectas con tu energía sexual y aprendes a moverla en tu cuerpo para gozarte libremente. **No solo te conviertes en la mejor amante que alguien pueda desear, te transformas en tu mejor amante.** Porque lo que tú no te sepas dar, no te lo van a saber dar de fuera. Y seamos honestos, nadie quiere realmente tener sexo con alguien que lo hace por obligación o por miedo. Así es que, si estás leyendo este libro con el objetivo de convertirte en mejor amante, ya sabes cómo: despertando el placer en ti, por ti y para ti, antes que para nadie más.

TU PLACER ES LO PRIMERO. Y sí, eso también te dará más conexión y satisfacción en pareja. Pero hazlo primero por ti.

	Miedo
Señales:	⊙ Finges placer ⊙ Tienes relaciones sexuales sin ganas ⊙ Dudas de ti misma, crees que no vas a estar a la altura ⊙ Pones el foco en satisfacer al otro ⊙ No sabes pedir lo que necesitas ⊙ No pones límites y no respetas lo que te apetece en cada momento

Creencias limitantes:	✗ «Cómo soy en la cama determina mi valía» ✗ «Si soy buena amante, podré atraer/mantener a mi pareja» ✗ «Si doy sexo, me querrán»
Verdades:	✓ **Eres suficiente** ✓ **Para ser buena amante debes darte placer primero a ti** ✓ **Tu placer depende de ti**
Mantra:	**MI PLACER ES LO PRIMERO**

Culpa

La tercera emoción que más debilita nuestra autoestima sexual y que debemos superar es la culpa, que está profundamente enraizada en nuestra cultura judeocristiana. Seamos practicantes o no, acarreamos una herencia cultural de la que no podemos desprendernos fácilmente. La Iglesia nos ha enseñado que nuestro cuerpo es sucio y que nuestros deseos o fantasías son pecado y merecen ser castigados.

Por la culpa, muchas mujeres que quieren sentir más placer no se lo permiten. A menudo me pregunto: **¿cómo es que las mujeres nos conocemos tan poco? ¿Cómo es que no nos hemos explorado hasta saberlo todo sobre nuestro placer?** Más allá de que muchas mujeres no hayan tenido una buena educación sexual está el hecho de que muchas mujeres no se sienten cómodas tocándose. A veces porque les parece desagradable, otras porque no le encuentran sentido o les parece extraño buscar placer sexual si no hay pareja. Pero si te fijas, no tocarse obedece a la creencia cristiana de que el cuerpo y el sexo, a menos que sea para procrear, son sucios.

A menudo, la culpa está enraizada a niveles muy inconscientes. La tendencia natural de una niña es tocarse y explorar su cuerpo, con curiosidad y total inocencia. Pero luego recibe mensajes, a veces sutiles, del tipo «Eso no se toca», «Eso está mal», «Tápate» o «No puedes hacer eso», lo que se traduce a «No puedes disfrutar del placer libremente». Pero **tu cuerpo está diseñado para sentir placer, ¿cómo no vas a poder, cómo puede eso ser algo malo?** El sexo es sano y natural. Gozarnos libres de culpa es nuestro derecho. Si ese sentimiento de culpa te ha hecho creer que no mereces placer, y te ha impedido explorar y conocer tu cuerpo, es hora de hacerlo. Recuerda, tu placer depende de ti.

Así que es hora de dibujar el mapa de placer de tu cuerpo. Tú eres quien mejor debe, y mejor puede, conocerlo, pues nadie más que tú está dentro de ti. Por eso en los siguientes capítulos te voy a hablar de orgasmos y de la anatomía del placer, y te vas a poder explorar y descubrir. Si no entiendes cómo funciona tu cuerpo, si no sabes lo que te produce placer, no sabrás lo que tienes que pedir ni qué puedes hacer tú para ayudarte a sentir más. Esperar a tener la suerte de que la otra persona dé con la «tecla» mágica no da muy buenos resultados. En cambio, si te conoces, todo es mucho más fácil, para ti y para tu pareja.

Transformar la culpa y celebrar que el sexo es lo más bello, sano y natural del mundo es fundamental para tener una vida sexual satisfactoria.

MERECES PLACER. Empieza por conocer el mapa de placer de tu cuerpo y verás cómo intuitivamente sabrás lo que necesitas darte y pedirle a tu pareja para abrir tu corazón, despertar tu vagina y conectar con todo tu potencial orgásmico.

Culpa	
Señales:	⊙ No te sientes merecedora de placer ⊙ No te sientes cómoda tocándote, o no lo haces ⊙ No sabes qué te excita ⊙ No sabes cómo despertar el placer en tu cuerpo
Creencias limitantes:	× «No merezco sentir placer» × «El sexo es sucio» × «El placer es malo, es pecado»
Verdades:	✓ **Mereces todo el placer del mundo** ✓ **El sexo es sano y natural** ✓ **Mereces disfrutar del sexo libre y plenamente** ✓ **Tu cuerpo es una fuente inagotable de placer**
Mantra:	**MEREZCO PLACER**

INSTALANDO NUEVAS CREENCIAS

Ahora que conoces los tres grandes enemigos de la autoestima sexual y las creencias que los sostienen, me parece importante compartir contigo lo que a mí me ha funcionado para transformar esas ideas en otras que aumentan la autoestima sexual, reconectan con el gozo y permiten sentir más placer.

Para empezar, te propongo que te tomes un momento para responder a las siguientes preguntas:

- ¿Qué te dijeron en casa tus padres sobre el sexo, el placer y el deseo? Si no te dijeron nada, eso también dice mucho.
- ¿Cómo vivían o crees que vivían la sexualidad tus padres?
- ¿Qué te dijeron tus profesores sobre el tema?
- ¿Qué mensajes recibiste de la religión en la que creciste?
- ¿Qué aprendiste de tus hermanos, amigos o en la televisión sobre el sexo?
- ¿Cómo fueron tus primeras relaciones sexuales?

A lo largo de la vida, especialmente durante nuestra infancia y adolescencia, vamos configurando nuestro mapa de creencias. A través de las personas más cercanas, sobre todo padres y profesores, nos llega mucha información, y alguna la hacemos nuestra, la interiorizamos como verdad.

En este capítulo hemos hecho un repaso de muchos de los mensajes e ideas sobre el sexo y el placer que la mayoría hemos recibido y que no nos ayudan a disfrutarnos. Ahora toca ver cómo podemos cambiar esos programas de miedo, culpa y vergüenza. Te voy a proponer tres formas de hacerlo y, en mi experiencia, lo que mejor funciona es combinarlas.

Toma consciencia

Esto lo estás haciendo mientras lees este libro, cuando de repente te dices «Ah, claro», «Wow», «Me identifico con esto»,

«Totalmente», «A partir de ahora quiero...», etcétera. Cada vez que pones luz y te das cuenta de algo que haces o piensas de forma automática, ese automatismo pierde fuerza. Al hacerte consciente, retomas el poder. Decides hacerlo diferente o buscar un pensamiento distinto, que te ayude más. Cuando reconoces el miedo, la culpa o la vergüenza y los miras a los ojos, te das cuenta de que están obsoletos, son viejos, muchas veces ni tienen sentido en este mundo que vivimos, y solo con darte cuenta de ello, ya se empiezan a transformar.

Reprograma tu subconsciente

Hay muchas técnicas para acceder al subconsciente y darle nueva información. De entre ellas, mi favorita es la hipnosis. Con esta técnica, entras en un estado meditativo de profunda relajación, durante el cual la mente consciente se relaja y puedes acceder a la mente subconsciente. El cerebro entra en *theta*, un estado mental que da un profundo sentimiento de relajación y sensación de calma. En ese estado, se le puede dar a la mente subconsciente información o sugerencias que va a guardar y aceptar con mucha facilidad.

Dejarse hipnotizar es un placer, solo hay que sentarse cómodamente, cerrar los ojos y relajarse, sabiendo que la voz que guía la hipnosis le está dando mensajes positivos a tu mente subconsciente y ésta los está aceptando fácilmente. Es como un lavado mental que borra las creencias que ya no te sirven y te permite instalar nuevas que te ayuden a sentir más placer. Es una forma muy amorosa de aumentar la tranquilidad mental, borrar los «Yo no puedo» y hacer que tu subconsciente esté de tu parte. Por eso te he grabado una hipnosis especial para que te acompañe y la puedas escuchar cada día mientras sigues leyendo el libro.

PRÁCTICA: HIPNOSIS, «SOY ORGÁSMICA»

Las hipnosis funcionan por repetición, la mente subconsciente va aceptando las nuevas ideas cada vez que las escucha hasta que quedan instaladas como un nuevo programa. Por eso te aconsejo que la escuches cada día durante veintiún días. Puedes hacerla sentada o estirada; si estás sentada, que puedas reposar la cabeza cómodamente. Sigue las indicaciones del audio, relájate y recibe este regalo. Estás instalando ideas en tu subconsciente que tu mente está aceptando como verdades y que te ayudarán a ser más orgásmica más fácilmente.

Sigue el link de este QR para ir a la hipnosis:

El sexo es bello, sano y natural. Mereces todo el placer del mundo. Tu cuerpo es perfecto y responde maravillosamente a la excitación. Eres orgásmica, muy orgásmica. Hay placer infinito para ti. Los orgasmos son cada vez más profundos y llegan con facilidad.

Ve al cuerpo

El cuerpo responde antes que la mente racional. Mientras que nuestros impulsos y reacciones son instantáneos, la mente tarda más en razonarlos y ponerles contexto. Si hay fuego o peligro, el cuerpo corre, no piensa «El fuego podría quemarme, es mejor que corra». No, simplemente corre y, luego, cuando está a salvo, el cerebro se cuenta la historia. El sexo también es puro instinto. Como veremos en el próximo capítulo, cuando el cuerpo no se siente seguro a veces reacciona tensándose o cerrándose en lugar de abrirse a más placer.

Cuando hacemos trabajo de crecimiento personal, muchas veces vamos a sanar las heridas y, sí, eso es una gran ayuda, pero es solo una parte del proceso. **Lo que en mi experiencia es imprescindible para expandir nuestro placer y liberar nuestra sexualidad es grabar experiencias de placer en el cuerpo.** Por eso he preparado con mucho amor prácticas que vas a poder hacer a lo largo de este libro para enseñarle al cuerpo que no hay ningún peligro, que puedes relajarte y así abrirte a más placer. Y cuantas más experiencias de placer y de amor grabas en tu cuerpo, más natural le será tener respuestas de apertura, expansión y placer cuando te excitas.

Como te decía al inicio de este apartado, en mi experiencia, lo que mejor funciona es aplicar a la vez estas tres formas de reprogramarnos: mente consciente, mente subconsciente y cuerpo. Solo por leer este libro ya lo estás haciendo: a medida que lees tomas consciencia de lo que ya no te sirve y de cuáles son las nuevas creencias que quieres instalar; escuchando la hipnosis cada día durante tres semanas reprogramas directamente tu subconsciente; y haciendo las prácticas que te propongo a lo largo del libro grabarás experiencias de placer en tu cuerpo, que cada vez se relajará con más facilidad y se abrirá más al placer. Seguramente te has dado cuenta de que muchas de las creencias obsoletas que puede haber en ti forman parte del inconsciente colectivo, de la sociedad en general, y que, en mayor o menor medida, están en muchas de nosotras. Por eso, recuerda siempre que no hay «nada mal en ti», son solo programas y ya los estás liberando en ti.

2

EL ORGASMO FEMENINO

Se ha dicho mucho que el órgano sexual por excelencia es el cerebro. Y lo entiendo. Por supuesto que pasa de todo en tu cerebro cuando estás haciendo el amor: se enciende el centro de placer, se apaga el centro de control y se libera un cóctel de hormonas maravilloso que nos regala bienestar, felicidad y éxtasis.

Nuestros genitales están llenos de terminaciones nerviosas que responden a la estimulación sexual y envían impulsos al cerebro. De hecho, toda nuestra piel las tiene. Por eso, cuando estás haciendo el amor, y especialmente durante el orgasmo, tu cerebro es literalmente bombardeado con estímulos nerviosos e información sensorial de todo lo que está ocurriendo en tu cuerpo. La ciencia ha estudiado cómo responde el cerebro a este bombardeo y ha llegado a la conclusión de que la respuesta es muy similar a la que genera el consumo de algunas drogas como la heroína. La excitación activa el centro de placer del cerebro, el mismo que se activa cuando disfrutas comiendo algo que te encanta. Este libera dopamina, y hace que la glándula pituitaria produzca endorfinas (que generan sensación de placer y bienestar), oxitocina (la llamada hormona del amor y la conexión que, además, aumenta la confianza en una misma y reduce el estrés), vasopresina (que aumenta el sentimiento de unión) y serotonina (que aumenta la autoestima, felicidad y satisfacción). A la vez, ocurre otra cosa muy importante: la corteza orbitofrontal, la zona que está detrás del ojo izquierdo, que se encarga del análisis, el razonamiento y el control, sencillamente se desconecta; es como cuando apagas la televisión: deja de funcionar por completo. Así que cuando decimos que entregarse al orgasmo significa soltar el control, es literalmente así, el control del cerebro nos abandona, ¡y qué placer!

Es innegable que al cerebro le ocurre de todo cuando tenemos placer e incluso cuando anticipamos un encuentro o tenemos una fantasía. Sin embargo, para mí, decir que es el órgano sexual por excelencia se queda corto, pues toda esa locura que se desencadena en el cerebro es la consecuencia de lo que ocurre en el cuerpo, de todas esas sensaciones y estímulos que recibe a través del sistema nervioso. Tal como yo lo veo, **la clave del placer no está en el cerebro o en la mente: la magia está en el SENTIR, en el cuerpo y en la energía.** Para ser más orgásmicas debemos abrirnos a sentir más y más, todo nuestro cuerpo es orgásmico y cada centímetro de nuestra piel es zona erógena.

El orgasmo es una experiencia personal y única cada vez que ocurre, y se puede dar de tantas maneras que se hace difícil definirlo. A menudo me encuentro con mujeres que intentan hacerlo con frases como «Mis orgasmos son de esta forma», pero eso es encasillar la experiencia y, de hecho, limitarla, puesto que una puede sentirlos de infinitas maneras si se lo permite. Por eso es mejor decir «Hasta ahora he tenido orgasmos así», porque te abre a descubrir nuevas formas de sentirlos.

Sin embargo, así como las palabras no alcanzan para describir las infinitas sensaciones y formas en las que podemos experimentar orgasmos, a mí me gusta decir que **el orgasmo es una liberación energética que se da de forma espontánea e involuntaria en respuesta a una excitación.** Lo defino así porque, efectivamente, se trata de una respuesta involuntaria, es decir, que no es algo que tú con tu mente racional puedas decidir hacer. Es un acto reflejo, como cuando se te cierran los ojos con la luz del sol o como el movimiento involuntario de la pierna, que salta cuando te dan un golpecito en la rodilla. De la misma manera, cuando tu cuerpo está siendo estimulado y crece la excitación, se genera una respuesta refleja que es el orgasmo.

Ahora bien, ese acto involuntario de la pierna que salta no puede darse si tu pierna está tensa, tiene que estar relajada; de otro modo, por mucho que te den ese golpe en la rodilla, no salta. La tensión de algún modo bloquea el acto reflejo. Esto es lo mismo que ocurre con el orgasmo. Si estás dándote placer o haciendo el amor, pero tu cuerpo está tan tenso que se contrae, es mucho más difícil que llegue la liberación. En otras palabras, ***no hay orgasmo sin relajación.***

Si entiendes esto, comprendes una de las ideas más importantes que quiero transmitirte en este libro. A lo largo de estas páginas compartiré contigo técnicas de respiración, de conexión con el cuerpo, de cómo masajear tu vagina, prácticas tántricas y taoístas y muchas otras cosas, pero si te tuvieras que quedar con un solo mensaje de estas páginas, quiero que sea ese. Así es que lo diré de nuevo: **estar relajada es clave para activar todo tu potencial orgásmico.**

Esto te puede sorprender porque, como ya hemos comentado, en las escenas de sexo que hemos visto y que hemos aprendido en las pantallas, hay mucha acción y mucha tensión, incluso violencia. Parece que el máximo placer se alcanza cuanto mayor es la tensión y la actividad. Sin embargo, eso es falso. Por supuesto que el orgasmo es una experiencia intensa, pero si es una respuesta involuntaria, quiere decir entonces que la manera más natural de experimentarlo es si te dejas llevar por él; si sueltas el control, te rindes y permites que el éxtasis te recorra de pies a cabeza.

Un orgasmo no es algo que se tiene, sino algo que te toma; es el placer en su estado más puro atravesándote, expandiéndote, transformándote. Por eso me gusta tanto la expresión francesa *petite mort* (pequeña muerte). Siento que describe de forma muy poética lo que significa *dejarse tomar* por el orgasmo: morir por unos instantes y volver a nacer. En realidad, no es *un* orgasmo lo que nos toma, sino un *estado* orgásmico que nos puede llevar a *orgasmar* una y otra vez, si lo permitimos. Para que eso ocurra es de gran ayuda conocer cómo funciona el sistema nervioso; por eso, aunque son un poco técnicas, las páginas que vienen a continuación son claves para entender las respuestas de tu cuerpo a la excitación.

EL ORGASMO Y EL SISTEMA NERVIOSO (NO TAN) SIMPÁTICO

Nuestro sistema nervioso no solo juega un papel primordial en el placer, sino que es importantísimo para nuestro bienestar en general. Si no está regulado, no puedes gozar, así de simple. El sistema nervioso coordina las acciones del cuerpo a través de las señales que recibe y envía, y dentro de él, **el sistema nervioso autónomo es el que se ocupa de todos los procesos involuntarios,** como respirar o digerir alimentos, que son los que simplemente ocurren sin que tengas que pensar en ellos. Además, controla también las respuestas reflejas del cuerpo, como son, por ejemplo, sudar, que se te ponga la piel de gallina o que experimentes un orgasmo, ya que, como acabamos de ver, los orgasmos también son un acto reflejo.

Dentro del sistema nervioso autónomo están, por un lado, el sistema nervioso simpático, que es el que se ocupa de regular las respuestas que tiene el cuerpo cuando se activa y hay acción, y, por el otro, el sistema nervioso parasimpático, que permite al cuerpo estar en un estado de equilibrio, calma y relajación. Como ahora veremos, siempre que estamos teniendo sexo, nuestro sistema simpático se activa porque la excitación nos pone en acción. Cuando también se activa a la vez el parasimpático, es decir, cuando logramos relajarnos en la intensidad de esa excitación, entonces nuestro sistema está regulado y los orgasmos llegan con mucha más facilidad.

Para entender bien cómo funcionan estas respuestas imaginémonos a una gacela que está tranquilamente comiendo y, de repente, ve aproximarse a un depredador. Su sistema nervioso recibe la información de peligro, lo cual **activa inmediatamente la respuesta simpática y todo su cuerpo se pone en alerta para huir.** De forma involuntaria, el flujo sanguíneo de la gacela se activa para ayudarla a correr a toda velocidad, y cualquier función que no sea esencial para la supervivencia, como la digestión, se suspende. Es obvio que la gacela cuando está huyendo del depredador no se va a parar a comer, ni a copular, no hay tiempo para el placer, se trata de sobrevivir ante un peligro. Ahora supongamos que la gacela logra huir. Cuando el peligro pasa y el depredador ha desaparecido, el animal se sacude el cuerpo y el **sistema nervioso parasimpático ventral retoma las funciones involuntarias que devuelven al cuerpo el equilibrio y la relajación.** La gacela puede ahora volver a buscar comida y disfrutar tranquila.

Ahora imagínate otra situación diferente con esa misma gacela. En esta ocasión, cuando se da cuenta de la presencia del depredador, este ya le está saltando encima y no tiene posibilidad de huir. Sin embargo, sí tiene una última oportunidad de sobrevivir a ese peligro que parece inevitable, y es paralizando su cuerpo por completo, haciendo como si ya estuviera muerta. Hay vídeos en los que se ve cómo esa muerte fingida parece tan real que ni se aprecia respiración. Al hacerlo, logra insensibilizar su cuerpo para evitar sentir dolor en caso de que sea su final y, además, gana tiempo, lo que puede darle la oportunidad de salvarse si el depredador se aleja para ahuyentar a otros depredadores. Si eso ocurre, la gacela toma aire, se pone de pie, se sacude y corre libre. En esta ocasión, según la teoría polivagal de Stephen Porges, el cuerpo de la gacela **se ha paralizado porque se ha activado la rama dorsal del sistema parasimpático.** Cuando la gacela se pone a salvo y deja atrás al depredador, entonces se activa de nuevo en ella la rama ventral del sistema parasimpático, que la devuelve a la calma y al equilibrio: su cuerpo vuelve a estar relajado, puede comer y copular sabiéndose a salvo.

A ese estado de bienestar es al que nos referimos cuando hablamos de tener el sistema nervioso regulado.

A nosotros nos pasa lo mismo. Por ejemplo, ante una agresión, como un abuso, la respuesta del cuerpo muchas veces es entrar en parálisis, así se insensibiliza y no siente todo ese dolor. Cuando dicen «La víctima no ofreció resistencia», no significa que estuviese dando su consentimiento, sino que era su respuesta de supervivencia, la misma que tenía la gacela.

Lo curioso es que, en nuestro caso, la alerta o la parálisis a veces también se activan sin que haya un peligro real, sin un depredador que nos esté persiguiendo. Si cuando estás dándote placer a ti misma o teniendo sexo, tu cuerpo siente peligro, entrará en estrés, como la gacela. ¿Alguna vez te ha pasado que estás haciendo el amor y de repente *no sientes nada*? Significa que tu sistema nervioso ha entrado en alerta para protegerte y por eso dejas de sentir y no logras disfrutar.

Por ejemplo, cuando tenemos grandes niveles de estrés y vivimos agobiadas sintiendo que no llegamos a todo, el cuerpo está en constante tensión. El sistema nervioso simpático se dispara, el cortisol aumenta y, cuando tenemos sexo, el cuerpo no responde como esperamos: se contrae, no percibe las caricias, y no logramos soltar el control y que lleguen los orgasmos; porque el sistema nervioso suspende toda actividad que no sea imprescindible para sobrevivir. Esta respuesta también se dispara cuando el estrés es emocional, por ejemplo si has discutido con tu pareja o si no te sientes segura en la relación. Por eso es tan importante podernos relajar y confiar en la otra persona, para que el sistema nervioso se mantenga regulado.

Y tú preguntarás, pero ¿cómo me puede ocurrir esto cuando estoy con mi pareja en amor total, estoy excitada y lo que más quiero es sentir más placer y llegar al orgasmo? La respuesta es sencilla y compleja a la vez: muchas veces los peligros que percibe tu cuerpo son inconscientes. En ti hay grabadas experiencias que has vivido en el pasado y que te impactaron emocionalmente; por ejemplo, si has vivido algún tipo de abuso o has tenido malas experiencias sexuales, o tu pareja te fue infiel o no te trató como te merecías. Como dice el experto en trauma Bessel van der Kolk, «El cuerpo lleva la cuenta» y aunque tú ahora eres adulta y estás con una nueva pareja que te trata de maravilla, el cuerpo puede seguir respondiendo a antiguas memorias.

Es más, el cuerpo puede también estar respondiendo a memorias inconscientes heredadas, de tu familia o de la sociedad, de las que a veces ni sabemos y que no se corresponden con lo que hemos vivido, pero que aun así nos sabotean. Puede ser que en tu cuerpo el sexo esté registrado como algo peligroso por mensajes que escuchaste de pequeña que te asustaron, por creencias religiosas de la cultura en la que creciste o porque alguien de tu familia sufrió abusos. A veces, por ejemplo, en nuestros cuerpos hay memorias inconscientes de temor al hombre, cosa bastante común, sencillamente porque somos hijas de una civilización abusadora en la que la figura masculina durante siglos ha oprimido, usado y abusado de la mujer. Esto, por supuesto, no significa que tengas miedo a los hombres que están en tu vida, pero sí puede hacer que, a nivel inconsciente, el sexo con un hombre se sienta como algo peligroso, y tu sistema nervioso se desregule haciéndote muy difícil sentir placer.

Como ves, son muchas las razones, tanto conscientes como inconscientes, que pueden detonar estas respuestas de alerta. Y lo peor es que nos hemos acostumbrado tanto a tener relaciones con todo el cuerpo contraído que hasta nos resulta natural, y desde ahí pretendemos llegar al éxtasis. Nos hemos de dar cuenta de que la tensión que se acumula se convierte en contracción y rigidez, y así es imposible relajarse y soltar el control, y menos aún tener orgasmos. Así que lo que necesitamos es enseñarle al cuerpo que, en realidad no hay ningún peligro, que estamos a salvo.

No necesitas saber por qué razón inconsciente tu cuerpo se pone en alerta, solo tomar consciencia cuando te ocurra y parar. No tiene sentido seguir teniendo sexo si el sistema nervioso está desregulado, básicamente porque no vas a sentir las sensaciones agradables y solo vas a conseguir tensionarte y contraerte más aún, lo cual es muy frustrante. Cuando te descubras ahí, lo que te aconsejo es hacer una pausa y respirar. Sobre todo, exhalar, pues **la exhalación activa el sistema parasimpático ventral, el que nos regula y nos permite el bienestar y los orgasmos infinitos.** Ahí sí, cuando el cuerpo puede disfrutar de las sensaciones de ser tocada, percibes las caricias más sutiles, tu vagina se relaja y se vuelve esponjosa y los orgasmos llegan con facilidad. **Cuando tu sistema nervioso está regulado, tienes deseo, vitalidad, alegría, pasión, estás abierta y puedes disfrutar de recibir placer.** Desde ahí puedes seguir excitándote y dejar que el placer crezca hasta ser tomada por orgasmos maravillosos con facilidad.

Y, sobre todo, si te das cuenta de que tu sistema nervioso está desregulado, si no logras relajarte y que lleguen los orgasmos, por favor, no te hables mal ni te enfades contigo: **no «estás haciendo algo mal» ni «tu cuerpo está mal diseñado».** Recuerda, son respuestas del sistema nervioso autónomo, es decir, involuntarias e inconscientes. Lo importante es que, ahora que lo sabes, puedes darte cuenta de ello y así parar, respirar y decirle al cuerpo que no hay ningún peligro y que te puedes relajar, para que vaya memorizando que es seguro sentir placer. Cuando se lo enseñas, el cuerpo aprende rápido.

El sistema nervioso y el placer

Sistema nervioso en ALERTA:

- Se da cuando **se dispara en exceso el sistema nervioso simpático.**
- Esta respuesta se activa ante una amenaza o estrés repentino, y prepara al cuerpo para luchar o huir. La sensación es de peligro inminente, el ritmo cardíaco se acelera y suben los niveles de adrenalina y cortisol, la hormona del estrés. En nuestras vidas también la tenemos cuando vivimos periodos de mucho estrés sostenido.
- **En lo sexual**, cuando en la excitación solo se activa el sistema simpático, y este se dispara en exceso, el

cuerpo se llena de cortisol, se envía sangre a los músculos que se contraen (incluida la vagina, pues también es un músculo), la respiración se vuelve superficial y el cuerpo entra en modo de alerta, se activa la **respuesta de lucha o huida** para sobrevivir. Bajo ese estrés, dejas de percibir las caricias y las sensaciones placenteras, cortas la respiración y tienes menos sensibilidad. Con toda esa tensión interna, es muy difícil soltar el control y por lo tanto también tener orgasmos.

Paradójicamente, esta respuesta genera mucha energía y, a veces, puede llevar a comportamientos hipersexuales; es decir, buscar mucho sexo, normalmente fuerte, intenso y mecánico, a pesar de no ser capaz de sentirlo realmente.

Nota: Al hombre, esta respuesta le puede provocar eyaculación precoz, por exceso de energía y tensión.

Sistema nervioso en PARÁLISIS:

- Se da cuando **responde la rama dorsal del sistema nervioso parasimpático.**
- Esta respuesta se activa como último recurso ante un peligro (aparente o real) contra el que no se puede luchar. El cuerpo se inmoviliza, bajan el ritmo cardíaco y la temperatura del cuerpo y se liberan endorfinas que reducen la sensación de dolor.
- **En lo sexual**, se produce una parálisis del cuerpo ante la sensación de amenaza, la respiración se corta y te das cuenta de que «no sientes nada». Puede darse de dos maneras:

- **El cuerpo se congela:** en lugar de sentir el calor de la excitación, el cuerpo se va enfriando. Al igual que cuando te das un golpe te pones hielo para que deje de doler, el cuerpo se enfría consiguiendo así anestesiarte, lo que hace que no puedas sentir.
- **La consciencia vuela:** A veces se da lo que se llama una disociación del cuerpo. Es como si la consciencia volara fuera del cuerpo para no sentir lo que le está ocurriendo, y puedes estar teniendo sexo, pero no llegas a conectar con las sensaciones.

En ambos casos, tanto en la respuesta del congelamiento como en la de disociación, el cuerpo te está protegiendo de sentir dolor y, para ello, anula el sentir. Por supuesto, en ese estado, no se perciben las sensaciones placenteras y mucho menos se tienen orgasmos.

Nota: Al hombre, esta respuesta puede llevarle a dificultades para tener erección, por la parálisis general del cuerpo.

Sistema nervioso REGULADO:

- Se da cuando **responde la rama ventral del sistema nervioso parasimpático.**
- Genera estados de calma, nos sentimos a salvo, tranquilas, relajadas y conectadas. Nos es fácil vincularnos con otras personas, confiamos y sentimos alegría y bienestar, no se perciben amenazas.
- **En lo sexual**, estás receptiva a las caricias, al placer y al goce. Te sientes segura, abierta, relajada y conec-

tada; te comunicas y expresas con facilidad, tanto con la voz como con el cuerpo. Te sientes confiada, sigues tus impulsos y puedes dejar ir el control. Siempre que te excitas, tu sistema simpático se despierta, envía sangre a tus genitales, que se hinchan, y sientes el vértigo del placer aumentando. Cuando esta activación del simpático se combina con la respuesta ventral del sistema parasimpático, el cuerpo no entra en alerta, sino que permanece regulado, lo que hace que la excitación aumente y fluya hacia el placer de forma natural, permitiéndote experimentar todo tipo de orgasmos con facilidad.

CUANDO EL ORGASMO NO LLEGA

Cuando a una mujer le cuesta sistemáticamente llegar al orgasmo o no llega nunca, significa que estas respuestas de alerta o parálisis están instaladas y se disparan siempre que se excita sexualmente. Si es tu caso, quiero insistir en que **no es tu culpa,** que no es que tu vagina tenga algún problema, ni que haya nada mal en ti. **Simplemente tu sistema nervioso responde de forma inconsciente con la buena intención de protegerte.**

Al contrario de lo que mucha gente imagina, las mujeres que no llegan nunca o casi nunca al orgasmo, no son mujeres con falta de deseo, poca iniciativa o baja energía sexual. De hecho, por lo general tienden a ser mujeres muy sexuales, con iniciativa y que se excitan fácilmente. Están llenas de energía, viven con intensidad, son espabiladas, seguras de sí mismas, independientes y curiosas. Cualquiera querría contratarlas porque son eficientes, decididas, resolutivas y pueden hacer mil cosas a la vez. En resumen, son mujeres muy activas en muchos aspectos de su vida y con ganas de comerse el mundo. Quizás tanto que tienen dificultad para relajarse, soltar el control y dejarse ir, es decir, eso que es tan necesario para que puedan llegar los orgasmos.

No estoy diciendo que ser una mujer exitosa, eficiente y resolutiva provoque que no tengas orgasmos, por supuesto que no. De hecho, en mayor o menor medida, en esta sociedad de ritmo loco en que vivimos, muchas mujeres se identifican con esa descripción y sí los tienen. El problema está cuando esa tensión afecta al terreno sexual y no permite que el cuerpo se relaje y se libere en forma de orgasmo. Esa gran capacidad de hacer, solucionar, controlar y liderar puede servir para lograr muchas cosas en la vida, y es muy aplaudida en este mundo en el que vivimos, pero no sirve de mucho en asuntos del placer. Porque el placer no va de hacer, sino que va de sentir; de pasar de lo mental a las sensaciones del cuerpo; de soltar el control y dejar que pasen las cosas. **Recuerda que un orgasmo no pasa cuando *hacemos* que pase, sino cuando *permitimos* que pase.**

Si tu cuerpo está en tensión interna siempre que te excitas, esa contracción no deja que el acto reflejo del orgasmo se dé, a pesar de que te sientas muy excitada. Este tipo de contracción no es superficial o de ese día o momento concretos; si lo fuera, desaparecería al beberte unas copas de vino o irte de vacaciones. Cuando se da siempre o casi siempre, **se trata de un estado de alerta inconsciente instalado que, sin que tú te des cuenta, se activa cuando te excitas.** Para mí es importante transmitirte esta idea desde el principio, pues yo he estado en esa situación y sé la frustración que genera que tu cuerpo no responda como esperas. Durante muchos años creí que había algo mal en mí, que mi cuerpo no funcionaba bien, cuando, en realidad, lo único que necesitaba era relajar toda esa tensión interna, y eso me permitió empezar a rendirme.

Esta respuesta de protección del sistema nervioso se entiende más fácilmente cuando una mujer ha vivido episodios de abuso o algún tipo de violencia sexual, pero, si ese no es tu caso, ¿de dónde viene ese miedo o esa necesidad que siente tu cuerpo de protegerse? Mi respuesta es muy sencilla: no necesitas saberlo. Hay miles de posibles razones, tantas como memorias de miedo, culpa o vergüenza puedan estar grabadas en tu inconsciente. El miedo puede tener origen en vivencias de infancia, durante tu gestación o tu parto que ni recuerdas, incluso en algún abuso que haya habido en tu linaje del que ni siquiera sabes. Es natural preguntarse el porqué, la mente quiere entender, pero no necesitas la respuesta.

En mi caso, por ejemplo, no había ninguna explicación racional o ningún tipo de abuso que yo hubiera vivido, pero mi cuerpo se tensaba absolutamente siempre que me excitaba. En su momento quise saber por qué me pasaba, pero lo cierto es que a día de hoy no sé el motivo, y ninguna de las hipótesis que me hice me ayudaron a tener orgasmos. No necesitas revolver en el pasado, **muchas tenemos cierto nivel de trauma en nuestros cuerpos para los que no hay explicación, y no la necesitamos.** Podemos liberar esa carga sin saber de dónde viene exactamente.

Para mí, lo que realmente hizo clic fue la consciencia que adquirí sobre mi cuerpo, aprendiendo a reconocer cuándo se tensaba y contraía, cómo se cerraba y cómo podía ayudarle a abrirse de nuevo, a relajarse y a entregarse. Del mismo modo que la respuesta de alerta que genera contracción interna ha estado grabada, podemos ahora grabar nuevas experiencias relajadas de placer. Se trata de **enseñar a tu sistema nervioso que puedes rendirte a una experiencia intensa de placer que no controlas porque, aunque sea vertiginoso, estás a salvo.** De este tema hablaré en más profundidad en el capítulo 5, pero a lo largo del libro encontrarás prácticas para que te ayuden a relajarte y a sentir cada vez más y más, y así, con el tiempo, experimentar todos los tipos de orgasmos posibles, tal como mereces.

TIPOS DE ORGASMOS

La clasificación más popular de los orgasmos femeninos tiene que ver con la parte del cuerpo que aparentemente los desencadena al ser estimulada, y de entre ellos los dos más mencionados son el orgasmo clitoriano y el vaginal, aunque también se habla de orgasmo de punto G, de cérvix, de pechos y otros muchos. Y sí, cada una de estas zonas es erógena y es importante, como veremos en detalle en el capítulo sobre la anatomía del placer. Sin embargo, yo, personalmente, no resueno con este tipo de clasificación, pues el orgasmo, como te lo quiero transmitir, no es algo que ocurre gracias a la estimulación de una zona concreta, sino que es el resultado de una apertura del cuerpo en su totalidad. De ahí que se expanda y se sienta por todo el cuerpo.

Clasificar los orgasmos de ese modo es en cierta manera limitante y crea mucha presión sobre una misma y, especialmente, sobre la zona del cuerpo que está siendo estimulada. Además, siguiendo esa clasificación, podemos tener tantos tipos de orgasmos como partes del cuerpo, porque ¡todo nuestro cuerpo es erógeno! Hay mujeres, por ejemplo, que llegan al orgasmo con bastante facilidad solo con masajearse los pechos, y por supuesto, se puede decir que eso es un orgasmo de pechos. Pero a mi modo de entenderlo, estos se dan gracias a que esa estimulación permite que el cuerpo entero se excite, se abra y se relaje. Es decir, el orgasmo no ocurre únicamente porque tus pechos son tocados, sino por todo lo que se activa *a raíz* de eso. Los pezones por ejemplo están energéticamente conectados con el clítoris, así que, masajeándolos, activas también el clítoris. Somos un todo interconectado y, en ese sentido, **un orgasmo se expande en la medida en que el cuerpo entero se deja tomar por él.**

Por ello quiero invitarte a que te abras a una nueva clasificación de los orgasmos, una que no pone el foco en la zona que se está estimulando, sino en la experiencia orgásmica como tal: en la forma en la que *sientes* el orgasmo y el tipo de movimiento energético que ocurre en tu cuerpo cuando llega.

Orgasmos de descarga

Los orgasmos de descarga son aquellos en los que la excitación y la tensión, concentrada en los genitales, aumentan, aumentan y aumentan hasta que el cuerpo explosiona y libera todo ese placer en forma de orgasmo. Este llega a modo de descarga, la energía acumulada de la excitación es expulsada y el cuerpo al fin se relaja, por eso se siente espectacular. Este tipo de orgasmos a veces parece que están a punto de llegar, pero no llegan. Eso ocurre cuando se acumula tanta tensión que el sistema simpático se dispara en exceso y el cuerpo se contrae tanto que, tal como hemos visto, el efecto reflejo del orgasmo no se desencadena.

Los orgasmos clitorianos que conoces de toda la vida pertenecen a esta categoría: son orgasmos de descarga que ocurren gracias a la estimulación externa directa del clítoris. Con el clítoris, el cuerpo se excita muy rápidamente, lo cual crea una tensión interna que solo se relaja y libera cuando llega el orgasmo.

Quizás te ha pasado que tras una descarga por estimulación intensa del clítoris, inmediatamente después no puedes sostener que te lo toquen de nuevo, a veces se siente irritabilidad, puede estar demasiado sensible. Es porque necesitas una pausa para darle tiempo al cuerpo a recuperarse, porque has perdido energía en la descarga del orgasmo. Podría considerarse algo parecido a lo que les ocurre a los hombres cuando eyaculan, aunque en su caso, al expulsar el semen se vacían completamente, y por eso quedan agotados. En nosotras es mucho más leve, pero aun así, con los orgasmos de descarga nos podemos notar cansadas o necesitando espacio.

Este tipo de orgasmos no solo se da al estimular el clítoris intensamente, puedes descargar tensión acumulada excitándote de otras formas, pero, como bien sabemos, la estimulación del clítoris es una de las formas más frecuentes de aumentar la excitación y tensión rápidamente. **Puedes identificar estos orgasmos porque siempre siguen el mismo patrón de excitación: tensión que se va acumulando, contracción interna y, al final, explosión en forma de descarga que expulsa la energía desde los genitales hacia fuera del cuerpo.** Es el tipo de orgasmos más conocido y el más accesible para muchas mujeres, en parte porque es el que hemos aprendido en las películas y porque tiene como referencia el orgasmo con eyaculación del hombre, y es el placer del hombre el que ha marcado hasta ahora el guion. Si llevas unos días intensos de trabajo, estrés o presión en tu día a día, los orgasmos de descarga son una bendición para tu cuerpo: en un momento pasas de estar estresada a sentirte relajada y liberada. ¡Maravilloso!

Sin embargo, esta no es la única manera que existe de sentir orgasmos, y de algún modo es solo una versión reducida de todo el placer que puedes llegar a sentir.

Orgasmos expandidos o de cuerpo entero

En los orgasmos expandidos, o de cuerpo entero, el placer se siente más profundo e interno. En lugar de descargarse en un único clímax, **la energía y la excitación que se acumulan en el cuerpo se elevan desde los genitales hacia arriba y circulan por el cuerpo, permitiendo que el placer se expanda.** La energía circula y se redistribuye, pero no se expulsa, por eso te sientes recargada y revitalizada.

Para que esto suceda, habitualmente se necesita más tiempo que el que toma llegar a un orgasmo de descarga. Aquí el cuerpo necesita abrirse y relajarse, y eso no ocurre de un momento a otro. Hay que dejar que la excitación vaya subiendo y subiendo, pero sin contraernos, dejando que el placer se vaya expandiendo, para que cuando lleguen los orgasmos puedan tomar todo el cuerpo.

A diferencia de los orgasmos de descarga, en los expandidos el cuerpo no acumula tensión y contracción hasta descargarse, sino que la excitación se acompaña de una relajación que va abriendo el cuerpo cada vez más y más. No me refiero a una relajación que es pasiva o inactiva: estás excitada y activa, pero a la vez relajada en la intensidad de esa excitación. En lugar de contraer los músculos o tensar las piernas y los hombros, cosas que cierran el cuerpo, los vas relajando y te vas sintiendo cada vez más abierta. Por supuesto que hay también una tensión natural propia de la excitación, y mucha intensidad porque el placer va creciendo, pero al sostenerla desde la relajación, el cuerpo no se contrae y el sistema nervioso no se desregula. En este caso la excitación te mantiene activa a la vez que tu cuerpo se abre, se mueve y respiras, dejándote tomar por el placer. Es decir, los orgasmos expandidos solo pueden darse cuando tu sistema nervioso está regulado: cuando el sistema simpático está despierto porque estás excitada, y a la vez responde el sistema parasimpático ventral, lo que te permite relajarte en todo ese placer y abrirte para que este se expanda. Para darte una imagen: en los orgasmos de descarga la excitación se siente como si algo estuviera cocinándose en una olla a presión a punto de pitar, mientras que en los expandidos se siente como si estuviera cocinándose algo muy delicioso a fuego lento.

Los comúnmente llamados orgasmos vaginales son orgasmos expandidos: sientes que nacen en el interior de tu vagina, muchas veces en tu cérvix al final del canal de la vagina, y se elevan por toda tu columna vertebral hasta tomar todo tu cuerpo. En lugar de sentir como si tus genitales se descargaran hacia afuera, sientes como la energía, el calor y la excitación de tus genitales sube desde tu vagina y se expande por todo el cuerpo, por eso se les llama también orgasmos de cuerpo entero. El placer se siente más interno, porque no es expulsado, sino que circula y todo tu cuerpo se enciende; y es profundo, porque sientes que nace dentro de ti.

En las ilustraciones de la página siguiente puedes ver cómo es el movimiento de energía en el cuerpo en cada una de las dos formas de sentir placer que te estoy compartiendo.

Todas podemos conectar con estos orgasmos expandidos en los que la energía recorre todo el cuerpo desde la vagina una y otra vez en una *experiencia orgásmica* donde el placer no acaba con una descarga, sino que desencadena una suerte de *oleaje multiorgásmico* en el que las sensaciones circulan con la energía: suben y bajan y vuelven a subir hasta lo que se siente como otro orgasmo, y así una y otra vez. Ese fluctuar

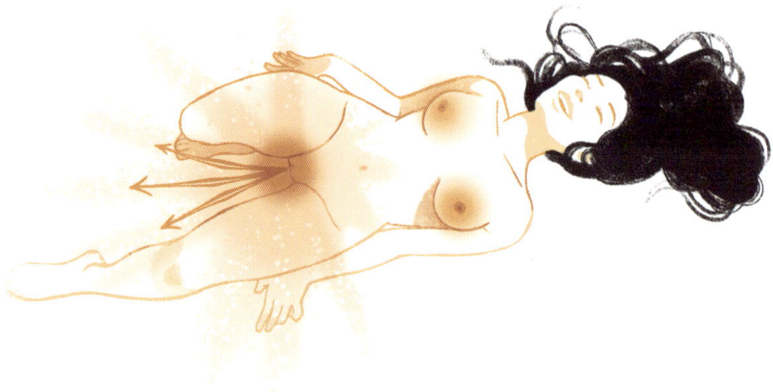

Orgasmo de descarga

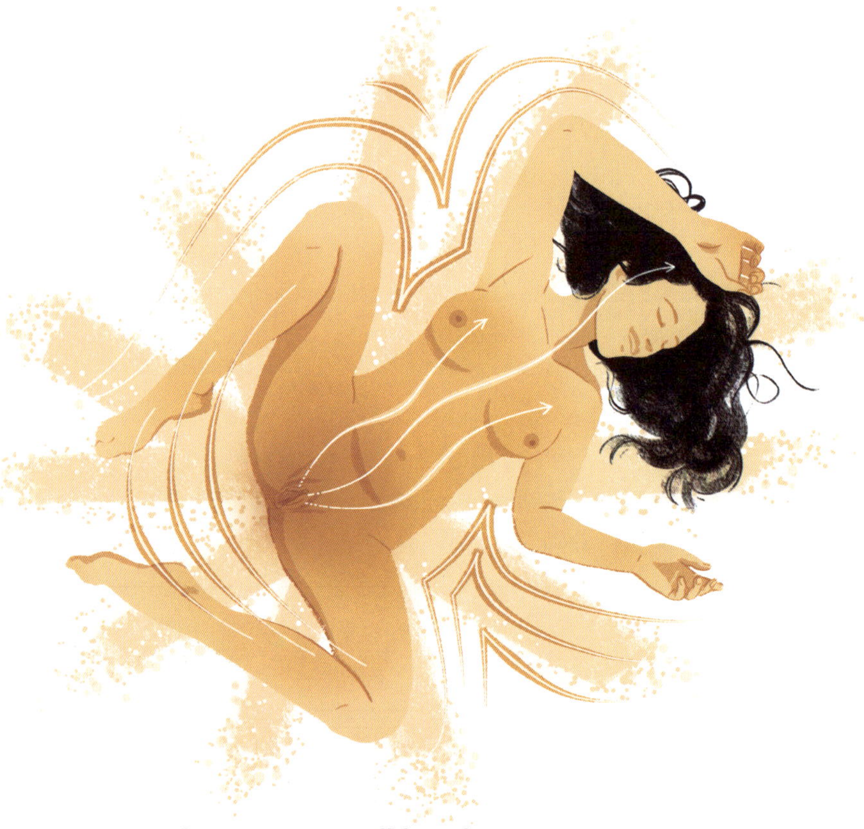

Orgasmo expandido o de cuerpo entero

es en realidad la naturaleza de este tipo de orgasmos en los que tu cuerpo es tomado completamente por la energía y el placer. A esto es a lo que yo llamo multiorgasmia: a entregarte a ese oleaje de placer revitalizante en el que no hay un intento de provocar otro orgasmo, sino que simplemente hay un permitir, un dejar que la energía vaya subiendo y bajando, regalándote momentos increíbles de éxtasis.

Con los orgasmos de descarga también puedes tener varios orgasmos, igual que los hombres pueden eyacular más de una vez, pero esa no es la multiorgasmia a la que me refiero en este libro, eso es más como una secuencia de orgasmos: tienes una descarga, pausas para recuperarte, y luego te vuelves a excitar y quizás tienes otra, seguramente con más apertura que la anterior, porque cada descarga te va relajando más, pero también sintiéndote más cansada y con menos energía porque la vas perdiendo. Como he dicho antes, cuando yo digo que todas las mujeres somos multiorgásmicas, no me refiero a encadenar descargas, sino a que **todas podemos entrar en oleajes multiorgásmicos de orgasmos expandidos de cuerpo entero en los que dejas que la energía te tome y te lleve, y con cada uno te recargas de energía.**

Cuando experimentas orgasmos expandidos puedes mantenerte en ese estado orgásmico por mucho tiempo sin sentirte cansada, no hay necesidad de parar y recuperarse entre los momentos de éxtasis. Al contrario, como la energía no se expulsa, sino que va circulando, te sientes recargada; el cuerpo se siente revitalizado. En este caso, cuando te cansas, es del propio agotamiento físico, pero no por estar desenergizada, y se siente bienestar y plenitud. A veces, después de estas experiencias, en lugar de tener ganas de dormir, estás más despierta que nunca. Esto es porque tu cuerpo se ha recargado, y como la energía sexual es energía vital, te sientes más viva y puede que necesites darte un tiempo para poderte dormir.

Diana Richardson, profesora de Tantra desde hace más de tres décadas, especialista en técnicas de masaje terapéutico y autora de muchos libros de Tantra, habla de dos tipos de orgasmos: el orgasmo pico y el orgasmo valle. El orgasmo pico se puede equiparar al que yo llamo orgasmo de descarga, en el que hay un clímax pronunciado con una descarga de la energía. El orgasmo valle es una consecución de orgasmos que crean valles entre ellos, de ahí el nombre, y se puede equiparar al oleaje multiorgásmico en el que puedes entrar con los orgasmos que yo llamo expandidos.

En el gráfico de la página siguiente puedes ver cómo es la excitación en cada uno de estos dos tipos de orgasmos.

Como ves, los orgasmos pico o de descarga son como una cerilla que se enciende y se consume: la excitación es más rápida; tienen una cualidad más Yang (masculina). Los orgasmos valle o expandidos son más como el agua, más oceánicos, y tienen una cualidad más Yin (femenina). La excitación puede ser más lenta, pero se mantienen durante más tiempo, como el agua en ebullición.

¿Es mejor un tipo de orgasmos que otro? Sí y no. El término «mejor» es peligroso porque parece que nos lleva a clasificar unos orgasmos como si unos fueran más valiosos que otros,

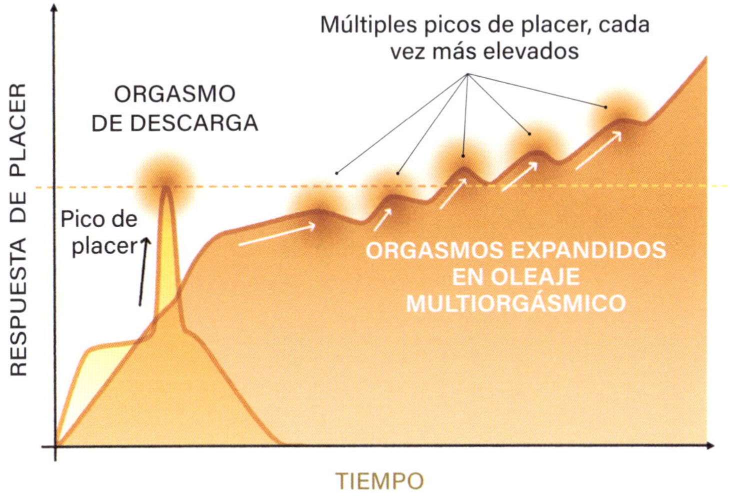

cuando, en realidad, siempre que haya placer, goce y disfrute es valioso, es bienvenido, es perfecto y es celebrado. Son maneras diferentes de sentir el placer y tu cuerpo no siempre va a necesitar lo mismo, y eso tampoco es mejor ni peor. Como te decía, hay días en que una buena descarga es lo que el cuerpo necesita, no solo para desestresarse, sino para relajarse lo suficiente y después poder conectar con ese placer expandido y multiorgásmico.

Dicho eso, mientras los orgasmos de descarga nos regalan unos cortos instantes de placer, los expandidos te conectan con un enorme potencial orgásmico infinito, desencadenan una cascada de sensaciones muy distintas a las descargas y despiertan esa naturaleza multiorgásmica que todas tenemos. Por eso, si tu única manera de sentir orgasmos hasta ahora ha sido con descargas, te invito a que te abras a explorar una forma más expandida y relajada de gozarte, para descubrir nuevas dimensiones de placer a las que puedes acceder.

TIPOS DE ORGASMOS

Orgasmos de descarga (pico)	Orgasmos expandidos o de cuerpo entero (valle)
Ocurren por la descarga de mucha **tensión** acumulada.	Se dan cuando, junto a la tensión propia de la excitación, hay **relajación** en esa intensidad.
Es un orgasmo más **Yang,** más masculino. La excitación es más rápida.	Es un orgasmo más **Yin,** más femenino. La excitación es más lenta.
La energía sale del cuerpo, es expulsada hacia afuera.	**La energía se eleva,** circula y se expande por todo el cuerpo.
Habitualmente necesitas **tiempo de recuperación.**	Habitualmente te sientes recargada de energía y **revitalizada.**
Los orgasmos son rápidos y focalizados, **duran unos segundos.**	Los orgasmos pueden extenderse y entrar en estados multiorgásmicos que pueden **durar mucho tiempo.**
La sensación orgásmica es **puntual,** intensa, de desahogo.	La sensación orgásmica es profunda, muy intensa, fluctuante, y puede ser en **oleaje multiorgásmico.**
Los **orgasmos clitorianos** por estimulación externa del clítoris son normalmente de descarga.	Los llamados **orgasmos vaginales** son muchas veces orgasmos expandidos.

Dado que no nos han hablado mucho de este tipo de placer y mucho menos de cómo llegar a él, lo que me gustaría que te lleves de este capítulo, es que no hay una única manera de sentir orgasmos, que todas podemos experimentar ambos, de descarga y expandidos, solas y acompañadas, y que cuanto más juegues y explores contigo, más descubrirás tu potencial orgásmico. Tu capacidad de gozarte es ilimitada y el placer puede llevarte a expandir tu cuerpo más allá de lo que conoces.

Aclaración sobre los orgasmos vaginales

Cuando se habla de orgasmos vaginales existe cierta tendencia a dar por hecho que se refiere a orgasmos que ocurren gracias a la penetración, y ese es un error muy extendido que quiero aclarar.

Educadas en una sexualidad «penecentrista», hemos puesto el foco en lo que hace el pene, en lugar de en lo que pasa en nuestra vagina, y en realidad puedes tener orgasmos vaginales con o sin penetración. Te diré aún más: puedes tenerlos solo con tu respiración, sin ningún tipo de estimulación en tus genitales. **Lo único que es imprescindible para disfrutar de orgasmos vaginales es que tu vagina esté esponjosa, abierta y relajada.**

Estos orgasmos son expandidos, y el placer que desencadenan es intenso y profundo, y nace del interior de tu vagina. Cuando nos excitamos con relajación, nuestras vaginas responden hinchándose, volviéndose jugosas y abriéndose. Lo que más ayuda es darte el tiempo que necesitas y respirar abiertamente, sintiendo todo tu cuerpo vivo.

Cuando la vagina está así de abierta y receptiva, si lo desea también puede recibir a un pene y gozar de orgasmos increíbles y maravillosos. Pero la penetración es solo una posibilidad, no es necesaria, solo respirando y moviéndote también se puede dar la magia.

Muchas mujeres que no logran sentir ningún orgasmo durante la penetración lo viven con mucha frustración porque parece que algo falla. En realidad, lo que normalmente ocurre es solo que la vagina está tensa, a veces porque se pone tanto el foco en la penetración que se produce el efecto contrario al deseado, pero sobre todo porque hemos tenido olvidadas a nuestras vaginas; a menudo están contracturadas o tensas y ni lo sabemos. Por eso, en el próximo capítulo te contaré cómo puedes hacerte un masaje vaginal para relajarla.

PRÁCTICA: CONTRACCIÓN-RELAJACIÓN

Acabamos de hablar sobre la diferencia entre los orgasmos de descarga, en los que se acumula mucha tensión y se crea contracción, y los orgasmos expandidos o de cuerpo entero, en los que hay excitación y a la vez relajación interna. Ahora te propongo que hagamos juntas una pequeña práctica para que sientas la diferencia entre el estado interno de contracción y el de relajación. Te vas a dar cuenta de que cuando hay contracción inhalas, pero apenas exhalas, el cuerpo acumula tensión, pero no la suelta. En cambio, cuando el cuerpo se abre y se relaja es gracias a que las respiraciones son amplias, especialmente la exhalación.

Es una práctica muy sencilla, casi como un juego, pero a la vez muy poderosa porque, después de hacerla, vas a tener más consciencia de si estás relajada o contraída cuando estés haciendo el amor contigo misma o con otra persona, y, sobre todo, vas a saber cómo pasar de un estado a otro, lo que te permitirá relajarte para abrirte a más placer cuando te sientas demasiado rígida. Para hacerla no necesitas ninguna preparación, solamente estar en un espacio cómodo y privado.

Sigue el link de este código QR para ir a la práctica:

LAS TRES FASES DEL ORGASMO

Para que el cuerpo se pueda liberar y el orgasmo llegue, y esto es válido para todo tipo de orgasmos, de descarga o expandidos, deben darse tres fases: primero excitarnos, luego dejar que todo ese placer crezca y nos inunde, y finalmente entregarnos a la magia. Las tres se encadenan y también se dan simultáneamente. De hecho, quizás sería más preciso decir que son los tres componentes que deben estar presentes, pero a mi mente le ayuda entender el proceso como estas fases que se van dando una detrás de otra, aunque luego se acumulen y se den todas a la vez.

EXCITACIÓN - Despertar el placer
EXPANSIÓN - Ampliar las sensaciones
RENDICIÓN - Soltar el control, entregarse

En la primera fase, la excitación, se activa el placer. Es cuando empiezas a sentir calor, tu respiración se acelera y tu cuerpo comienza a abrirse: tu pecho se relaja, tus genitales empiezan a humedecerse y tu vagina se empieza a sentir jugosa. La excitación puede comenzar con una fantasía o con la anticipación de un encuentro, pero tocarnos, o ser tocadas, por todo el cuerpo es la forma más fácil de encendernos. Por eso el próximo capítulo está dedicado a la anatomía del placer, porque conocernos es un superpoder para activar el goce y encender nuestros cuerpos.

La segunda fase se da cuando toda esa excitación, ese fuego y calor que se ha encendido en tu cuerpo, y sobre todo en tus genitales, se expande y te empieza a recorrer entera. En el capítulo 4 compartiré contigo las tres herramientas del Tantra que nos ayudan a mover la energía para expandir el placer: la respiración, el movimiento y la voz. Cuando las usas, las sensaciones de placer y la energía sexual que se han despertado en tus genitales con la excitación se hacen cada vez más y más grandes, y se mueven por todo tu cuerpo.

Gracias a la expansión, el placer se vuelve más intenso y la excitación se multiplica, pero para que lleguen los orgasmos es necesaria la tercera fase: la rendición, lo que seguramente más necesitamos la mayoría. Se trata de soltar el control, dejar ir y permitir que ocurra la magia, porque los orgasmos son experiencias que nos toman, y lo único que hemos de hacer es entregarnos. Esta es quizás la más difícil, porque no hay instrucciones ni nada que hacer, sino, al revés, dejar de hacer. Aun así, en el capítulo 5 te daré algunos trucos que te ayudarán a decir «¡Sí!» y entregarte con más facilidad. Cuanto más logras relajar tu cuerpo en estas tres fases, sobre todo en la rendición, mayores son las sensaciones orgásmicas. Pero ¿qué es lo que hace que haya experiencias orgásmicas mucho más placenteras que otras? La relajación, un sistema nervioso regulado y la entrega y rendición totales.

Si estás leyendo este libro es porque quieres sentir más placer y orgasmos, y yo estoy aquí para decirte que este es un viaje maravilloso e infinito. Cuando nos entregamos al placer desde la relajación y la consciencia, podemos experimentar orgasmos de cuerpo entero que permiten entrar en estados orgásmicos que yo llamo elevados porque tienen un profundo impacto en nuestro ser, incluso más allá del disfrute en sí mismo. **El verdadero poder del orgasmo y de la sexualidad es que podemos llegar a experimentar estados expandidos de consciencia que nos conectan con nuestro ser verdadero y con el universo a la vez.** Hay quien ve colores, hay quien ve fractales, hay quien siente una plenitud indescriptible, hay quien recibe claridad y mensajes, hay quien llora de tanto amor que inunda su cuerpo, hay quien es tomada por una risa imparable... Los orgasmos son infinitos y pueden llegar a ser experiencias místicas. Para mí es importante mencionarlo porque este camino de crecimiento sexual no solo nos lleva a abrirnos más, rendirnos más y permitirnos recibir más placer, sino que también nos lleva a conectar con algo que va más allá del gozo y los orgasmos, la conexión con una consciencia superior.

3

ANATOMÍA BÁSICA DEL PLACER

Para sentir más placer es fundamental conocer nuestro cuerpo y entender cómo funciona. Suena lógico, pero no lo es tanto. Las mujeres sabemos demasiado poco de nuestros genitales; sabemos que están ahí y lo que aprendimos en clase de biología, pero no les dedicamos la atención que merecen para saber escucharnos y expandir el placer. Desde niñas la sociedad nos ha hecho esconder nuestros genitales, ocultarlos incluso de nosotras mismas: «Tápate», «Cierra las piernas», «Siéntate bien», «No te toques ahí». Entonces, no es ninguna sorpresa que estemos tan desconectadas de nuestra vagina. Es nuestra y, sin embargo, nos es muchas veces ajena. No hemos dedicado tiempo a mirar y a conocer nuestros genitales, pero queremos que respondan adecuadamente cuando tenemos sexo, que nos den placer y nos regalen los orgasmos más sublimes del planeta. ¿Ves la incoherencia?

En este capítulo vamos a explorarnos y conectar con las partes de nuestro cuerpo que más nos ayudan a excitarnos y encender nuestro fuego. Veremos la parte física, pero, sobre todo, quiero poner énfasis en cómo hacer para sentirte más conectada y familiarizada con ellas. Acompáñame.

LA MAGIA DE TUS PECHOS

Cuando hablamos de anatomía sexual, lo primero en lo que pensamos es en el clítoris o en la vagina. Sin embargo, antes de hablar de los genitales, quiero empezar este recorrido en una zona que es muy sensible e imprescindible para abrirnos a recibir: nuestros pechos.

Los pechos han sido tan sexualizados que a veces sentimos que su principal función es la de atraer y seducir, y es una pena porque en realidad tienen un potencial increíble para nosotras, no solo por la excitación que nos pueden dar, sino porque son una expresión directa de nuestro corazón. Cuando sientes alegría y expansión, tu pecho se abre y conectas con otros con facilidad. Cuando, en cambio, tienes miedo, vergüenza, o te sientes insegura, se encoge. Tu corazón es muy sensible y a través de tus pechos puedes conectar con tus emociones y cultivar la confianza y seguridad en ti misma. Y ya hemos visto lo importante que es para tu sistema nervioso que te sientas segura y relajada para poder abrirte al placer.

Según el Tantra, cuando despertamos nuestra energía sexual, se activa en nosotras un campo magnético cuya polaridad positiva está en el corazón y cuya polaridad negativa está en la vagina. **En nuestros pechos, pues, está el polo positivo, y cuando los despiertas con amor, el corazón se abre, y eso permite que tu vagina, el polo negativo, pueda abrirse también.** Por eso, si cuando te dispones a darte placer o tienes un encuentro sexual, antes de ir directamente a los genitales, calientas y activas tu cuerpo desde los pechos, tu vagina estará receptiva y se abrirá. No tiene sentido ir a lo genital con un

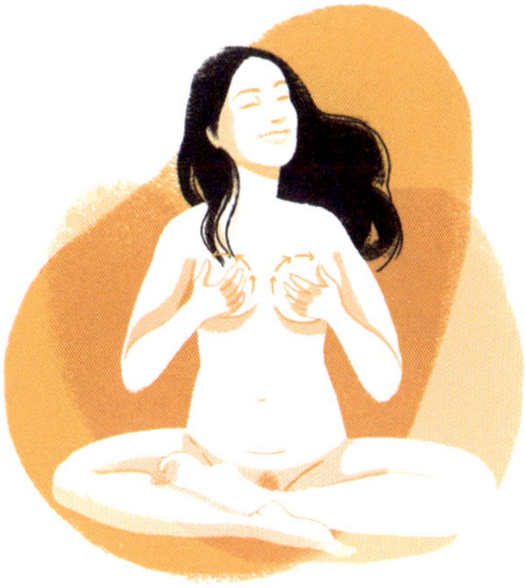

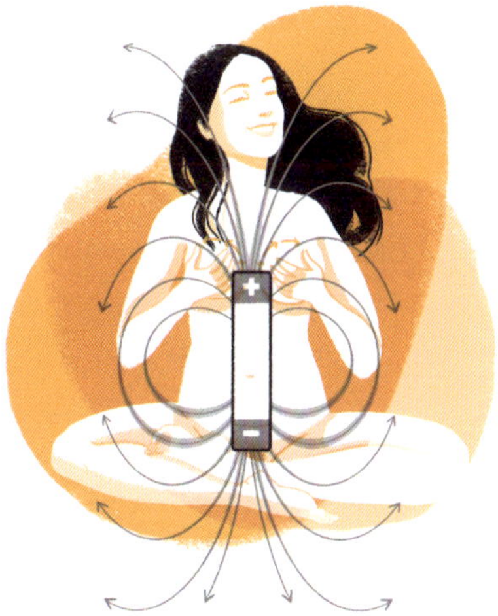

corazón encogido, porque solo cuando está abierto y te sientes segura puedes relajarte y así percibir las sensaciones de placer que irán aumentando de forma natural tu excitación. Se crea entonces una conexión entre sexo y corazón, la cual es la base del placer expandido que todas anhelamos experimentar.

Nuestros pechos son mágicos. Despiertan nuestra sensualidad y nuestro placer. Nos conectan con nuestro corazón, que bombea sangre a todo el cuerpo y la lleva hasta los genitales, haciendo que estos se hinchen cuando nos excitamos. Cuando te masajeas los pechos, al acariciar los pezones, el clítoris se despierta y la vagina se abre, se relaja y se vuelve más jugosa. Además, se genera oxitocina, que te conecta con la felicidad, el amor y la compasión, por eso energéticamente desprendes amor y te sientes confiada y abierta de corazón. Llevar atención amorosa a tus pechos es un acto de autoamor que tiene el poder de transformar la relación contigo misma, hacerte sentir segura y relajada, y abrirte al disfrute y la excitación.

Para que toda esta magia se dé, necesitamos andar ligeras de corazón, por eso a continuación te comparto una práctica para mí imprescindible, el masaje de pechos. Este masaje, basado en la sabiduría taoísta, está diseñado para ayudarnos a liberar las emociones que nos pesan y a limpiar la mochila emocional de tristezas, miedos o vergüenzas acumuladas. Personalmente me ha ayudado mucho a sentir más amor hacia mí misma y mi cuerpo, y a relajarme para abrirme al placer más fácilmente. Y no solo a mí. Muchas mujeres me han contado como después de unas de semanas masajeándose, logran soltar emociones que tenían acumuladas durante años, otras comienzan a sentirse más guapas y atractivas, y otras se sienten más a salvo en su cuerpo. Aunque las historias sean distintas, en todos los casos la conclusión es la misma: masajearnos los pechos nos conecta con un amor profundo hacia nosotras mismas. Es una forma maravillosa de entrenar la seguridad y la confianza en una misma, además de que despierta nuestra sensualidad y excitación.

PRÁCTICA: MASAJE DE PECHOS

Este masaje puede ser, por supuesto, muy sensual y placentero, pero no tiene como intención excitarte, sino liberar tus pechos de emociones pesadas y recargarlos de amor. Un día puede darte placer, otro solo calma y otro puede traerte una gran liberación emocional. Si ese es el caso, permítete llorar, gritar, reír o lo que necesites para soltar.

Estas son las tres fases del masaje, basadas en la sabiduría taoísta:

La respiración es clave a lo largo de esta práctica: a tu ritmo, pero sin cortarla, exhalando siempre por la boca, grande y profundo, y con la mandíbula relajada.

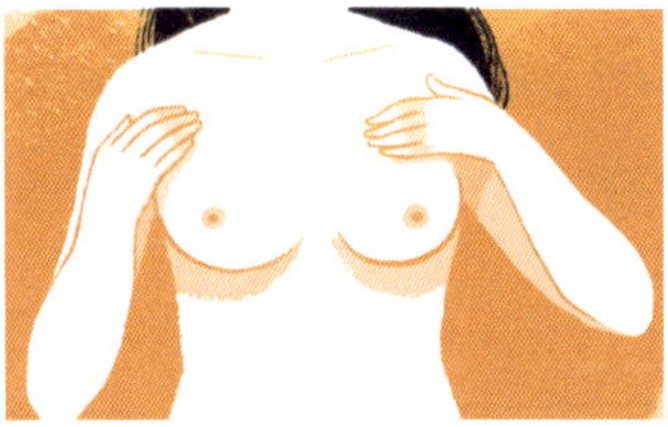

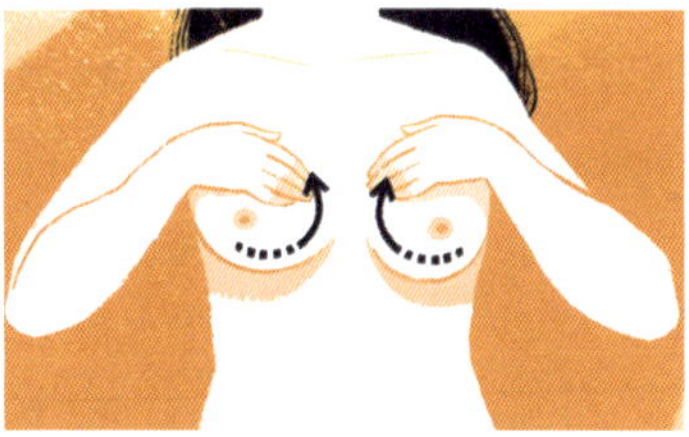

Fase 1: círculos hacia afuera

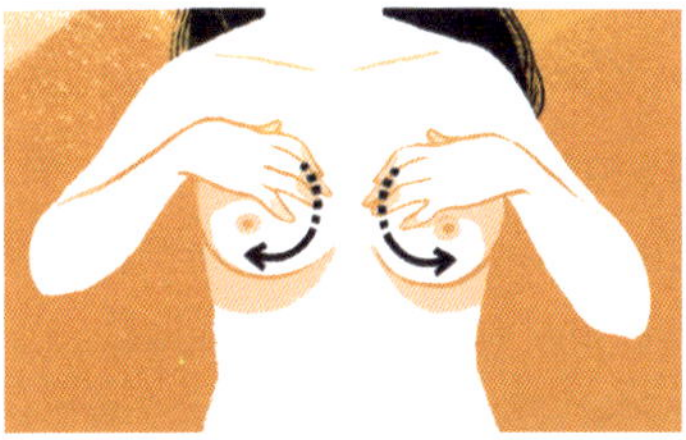

Fase 2: círculos hacia adentro

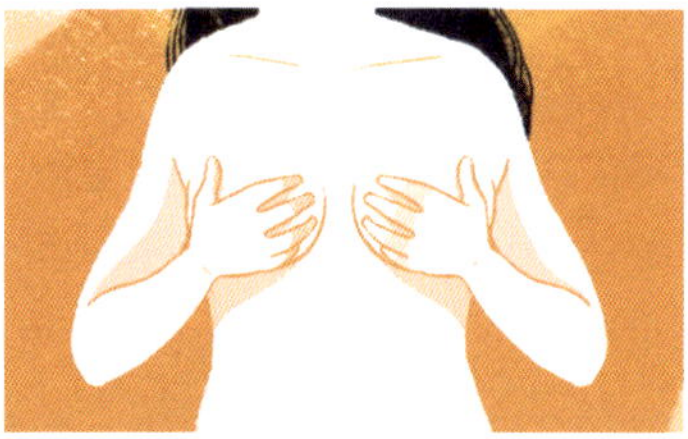

Fase 3: sostener los pechos

1. En la primera fase dibuja con tus manos **círculos hacia afuera,** es decir subiéndolas por el centro, entre tus pechos, y bajándolas por la parte más externa de los pechos. Este movimiento lo que hace energéticamente es limpiar y ayudarte a soltar todas las emociones estancadas o que ya no te sirven. Cuanto más a menudo lo haces, más sencilla es esta fase porque no hay tanto para soltar.
2. En la segunda fase dibuja con tus manos **círculos hacia adentro,** las manos suben por la parte externa y bajan por la parte interna. Esta dirección te ayuda

a cargar tus pechos de amor, alegría, sensualidad, intimidad y todo lo que deseas para ti. Con este movimiento puede que notes mucho calor y, si pones atención, también puedes sentir cómo tu vagina se abre.

3. En la tercera fase **sostén tus pechos** con las manos con firmeza, dándole a tu cuerpo sensación de seguridad, calma y bienestar.

Al acabar, párate a sentir cómo está tu vagina: ¿notas cómo se ha relajado? Y fíjate cómo tus manos se han quedado cargadas de energía, del amor de tu corazón. Puedes hacer este masaje tocándote los pechos, piel con piel, o a unos centímetros de distancia, sin tocarte. Te sorprenderá darte cuenta de que las sensaciones son diferentes, pero que también sin tocarte pueden ser muy intensas de tanta energía que se mueve.

Adapta este masaje a tu día a día. Usa tu creatividad y sigue tu intuición, pero no te saltes ninguna de las fases. A mí, por ejemplo, me gusta mucho hacerlo en la ducha, unos minutos, con el jabón, que lo hace muy gustoso. ¡Y acuérdate de hablarles bonito a tus pechos que son fuente de amor!

Si quieres que te guíe, sigue el link
de este QR para ir a la práctica:

TU VULVA, LA PUERTA A UN MUNDO DE PLACER

Déjame que empiece preguntándote: ¿cuántas vulvas has visto en tu vida? Hay muchísimas mujeres, por supuesto heterosexuales, que no conocen ninguna otra vulva más que la suya propia. No tenemos referentes —y eso no es una casualidad, es una manera de mantenernos desconectadas de nuestro poder— y nos quedamos con lo que vemos en la pantalla, lo que nos muestra el porno: depiladas, con la piel aclarada y lo más aniñadas posible. No es de extrañar que nos sintamos inadecuadas si lo comparamos con nuestra vulva: *¿la mía es demasiado oscura?*, *¿mis labios son demasiado grandes?*, o *qué mal que sea tan asimétrica y desigual*, etcétera.

Con tan poca información, es normal que sintamos que no encajamos en el canon y eso nos produce insatisfacción. Es preocupante que esté creciendo vertiginosamente el número de mujeres que termina en un quirófano para cambiar el aspecto de su vulva, bajo la falsa idea de que con una «ideal» serán más deseables o darán más placer a su pareja. Sin tener en cuenta, además, que los labios de la vulva son muy sensibles y se hinchan con la excitación, y que toda operación estética inevitablemente deja cicatrices que tensan y desensibilizan la piel. La verdad es que todas las vulvas son únicas y perfectas. La tuya también. Es indispensable que entendamos eso si queremos ser dueñas de nuestro placer. **Debemos liberar nuestros genitales de los estándares absurdos que nos han impuesto y empezar a ver la vulva como lo que en verdad es: la puerta de entrada a nuestro mundo de placer.**

Hace unos años, se me ocurrió que una excelente manera de ayudar a que las mujeres nos reconciliáramos con nuestro cuerpo era recopilando fotos de vulvas reales y compartiéndolas en mi comunidad. Hice una llamada en redes sociales para que, quienes quisieran, me enviaran una foto de su vulva y en 24 horas recibí fotos ¡de más de mil mujeres! Sentí un profundo agradecimiento por la confianza en mí y una inmensa alegría por confirmar la gran cantidad de mujeres que tenemos ganas de liberarnos y normalizar nuestro cuerpo y placer. Somos una fuerza imparable con ganas de expandirnos.

Cuando muestro en mis talleres esta recopilación maravillosa de vulvas, algunas mujeres al principio experimentan sensaciones como incomodidad, vergüenza, asco, extrañeza o desagrado. Son reacciones naturales, pero cuando comienzan a mirar con curiosidad y amor, entonces es inevitable reconocer la belleza que hay en cada una de ellas, lo cual nos permite verlo en la nuestra y nos ayuda a sanar. Cada vulva es un portal al interior de una mujer y tiene una historia única. No importa si la tuya es recogida con labios finos, si tiene los labios grandes y extrovertidos, si es claramente asimétrica, si te gusta llevarla depilada o no, si ya tiene canas o si es pecosa..., sea como sea, es tuya, es bella y es perfecta tal y como es.

La vulva y el suelo pélvico

Te comparto esta ilustración de una vulva para que todas estemos ubicadas. La vulva va desde el monte de Venus hasta

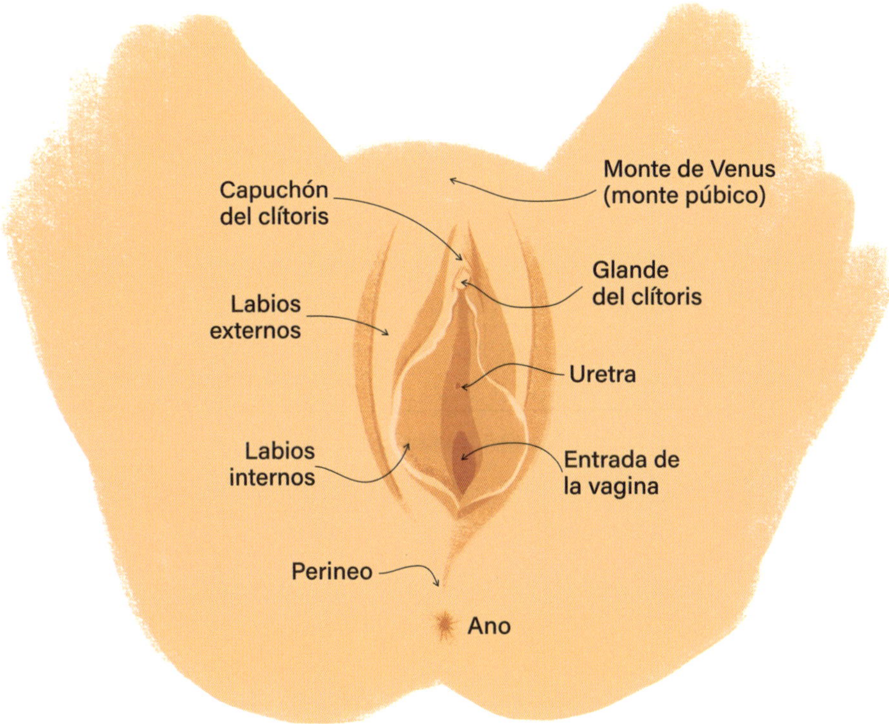

el perineo, y tiene labios internos y externos a ambos lados, que se hinchan cuando nos excitamos. Fíjate como los labios internos, en el pasado llamados menores, en realidad muchas veces pueden ser más grandes que los externos. El capuchón del clítoris está ubicado en la parte superior de la vulva, y también aumenta de tamaño con la excitación. En la imagen puedes ver también los tres orificios principales que tenemos: el que está más arriba, justo debajo del clítoris, es el de la uretra, que es pequeño, pero si te miras con un espejo puedes verlo; luego está la entrada de la vagina y por último el ano. La zona entre la entrada de la vagina y el ano es una zona muy sensible que llamamos perineo y que nos da mucho placer cuando nos la estimulan.

Aprovecho para mencionar aquí el suelo pélvico. Aunque no forma parte de la vulva, es el conjunto de músculos que se encuentran entre el hueso púbico y el coxis, y por lo tanto está alrededor de la vulva y el ano. Tiene la función de sostener todos los órganos que tenemos en la pelvis, y ayuda al buen funcionamiento tanto de la vejiga y la uretra, como del ano y el recto, y del útero y la vagina. A pesar de haber muy pocos estudios científicos sobre el orgasmo femenino, algo que sí se ha estudiado y comprobado es que un suelo pélvico tonificado es importante para nuestra buena salud sexual y nos ayuda a ser más orgásmicas. Por eso es importante para tu placer que, además de acudir a tu revisión ginecológica, consultes también con una fisioterapeuta de suelo pélvico.

TU VAGINA, EL UNIVERSO ENTRE TUS PIERNAS

¿Has notado que, cuando estás excitada, tu vagina se siente jugosa y esponjosa? Esto ocurre porque a nuestros genitales les pasa lo mismo que a los de los hombres cuando se excitan: se hinchan. En su caso es muy visible, pero en el nuestro la erección sucede de manera más interna y menos visible: la sangre baja a nuestros genitales y estimula el tejido eréctil que se encuentra en el clítoris, el perineo y la esponja uretral, y hace que nuestros labios crezcan de tamaño. Esto es lo que nos da la sensación de jugosidad y esponjosidad, y es el mejor indicador de que estás excitada, abierta y receptiva.

Cómo eres por dentro

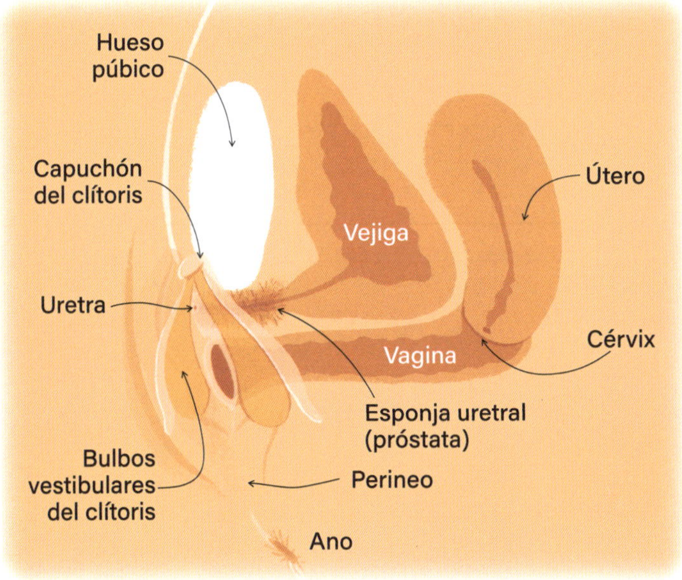

¿Alguna vez te has explorado solo por curiosidad o por el placer de saber cómo eres por dentro? Si no lo has hecho, te invito a que busques un momento tranquilo para hacerlo, y que cierres los ojos, respires, relajes los hombros y te permitas descubrir las diferentes texturas de tu vagina.

- Con el dedo índice o corazón hacia arriba, entra despacio en tu vagina. A solo 1 o 2 centímetros de la entrada, notarás una parte más dura que es la **zona del punto G, que yo llamo punto sagrado.** Si te fijas, su rugosidad y dureza es parecida a la del paladar de la boca. La razón por la que es más dura es por el hueso púbico.

Esta es una zona erógena que puede darte mucho placer, más adelante nos detendremos en ella.

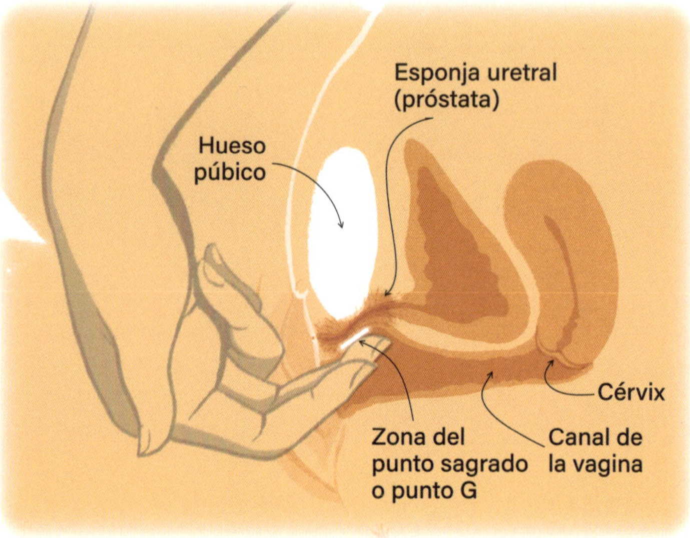

- Si continúas adentrándote, siempre con el dedo hacia arriba, enseguida notarás una zona mucho más blanda, que también es muy rugosa: es **la esponja uretral.** Si te fijas, te darás cuenta de que la textura de esta zona se parece mucho a la de la lengua. Cuando te excitas, la esponja uretral se hincha mucho y da mucho placer jugar con el escalón que hay en la transición entre la zona blanda de la esponja uretral y la zona dura del punto G. Estimular esta zona, como veremos más adelante, puede también provocar la eyaculación femenina.
- Si regresas con tu dedo a solo 1 centímetro de la entrada de la vagina y exploras a ambos lados, podrás sentir

como la piel de estos laterales es mucho más fina. Esta es **la parte interna del clítoris, los llamados bulbos vestibulares,** que sin excitación se sienten más bien huecos, pero que cuando te excitas se hinchan enseguida. Cuando tocas aquí, te estás estimulando internamente el clítoris; no se siente la misma intensidad que cuando tocas la parte externa del glande del clítoris en la vulva, pero también es excitante.

- Puedes explorar también el resto del **canal de tu vagina hasta llegar al final, donde está el cérvix.** No siempre es posible tocarlo con los dedos, depende de nuestra anatomía, pero de hacerlo es con el dedo corazón. De todas formas, también dependerá del momento del ciclo en el que estés: el cérvix está más alto (es decir más lejos) cuando estás ovulando, y más bajo y más accesible en el resto del ciclo.

Es fascinante y mágico notar cómo cambias por dentro a lo largo del ciclo y, sobre todo, al excitarte. Disfruta explorándote.

Así como las vulvas han sido invisibilizadas en nuestra cultura, las vaginas han sido silenciadas. Pero en tu vagina, en tu sexo, está la voz de tu instinto. Desde ahí habla la mujer libre y salvaje que eres; es indispensable recuperar esa voz auténtica y aprender a escucharla si queremos ser dueñas de nuestra excitación y placer.

Puedes empezar a hacerlo a través de un corto juego que te propongo a continuación para aprender a hablar con tu vagina. Al hacerlo notarás que cuando algo no te apetece o no te gusta, tu vagina se contrae levemente, es como si se cerrara, eso es un «No». En cambio, cuando algo te resulta muy gustoso, se abre; ese es su «Sí». A veces es una diferencia sutil, pero si prestas atención, la vas a poder sentir. Y lo mejor es que tu vagina no se anda con rodeos: te da una respuesta casi instantánea, se abre o se cierra, no te dice «Sí, pero quizás...» y entra en duda como la mente. El instinto no conoce la confusión.

Habla con tu vagina

Este juego puedes hacerlo ahora mismo, no necesitas estar desnuda, con algo de ropa funciona igual de bien. Solo necesitas estar sentada cómodamente y con las piernas abiertas.

- ✓ Cierra los ojos, lleva una mano a tu vulva y tómate unos instantes para conectar con la entrada de tu vagina. ¿Cómo la notas?, ¿dirías que está tensa o contraída, o más bien relajada? ¿Seca o húmeda? Date un momento para sentirlo.
- ✓ Ahora te invito a mover y sacudir tu cuerpo soltando hombros, cuello y sobre todo la pelvis. Y haz tres exhalaciones profundas por la boca, con la mandíbula relajada, sacando la voz, y poniendo intención en relajar tu vagina, tu suelo pélvico y tu ano. ¿Cómo la sientes ahora?, ¿cómo ha cambiado gracias a este

▶

movimiento? Si la notas más abierta y relajada es que ya estás conectada con ella.

Y ahora viene el juego. Siempre con tu mano colocada en tu vulva y sintiendo la entrada de tu vagina:

- ✓ Imagina que estás de vacaciones en tu lugar favorito. Piensa en recuerdos de ese lugar en el que tanto disfrutas y que te hace sentir tan bien. Date un rato para disfrutarlo. ¿Cómo notas la entrada de la vagina?
- ✓ Ahora, imagina que se ha roto la cerradura de tu casa. Tenías que salir, pero estás encerrada y no puedes. ¿Qué pasa ahora con tu vagina? ¿Notas alguna diferencia?
- ✓ Para acabar, imagina que estás comiendo tu postre favorito, mójate los labios con la lengua y recréate imaginando que lo estás saboreando. ¿Cómo la sientes ahora?
- ✓ Ya puedes abrir los ojos.

El objetivo de este ejercicio es que aprendas a diferenciar cuándo se contrae y cuándo se abre tu vagina. Cuanto más hables con ella, más fácil te será entender su «Sí» y su «No». Puedes practicar con temas cotidianos que no tengan nada que ver con el sexo, y preguntarle, por ejemplo, si quiere ir a una cena o no, o si le apetece trabajar en eso que tienes entre manos. Cuando estás haciendo cosas por compromiso pero que en realidad no te apetecen, te va a decir que no. Y ahí ya decidirás tú si puedes cambiar de planes, pero lo que es seguro es que hacer o trabajar en algo cuando tu vagina también siente las ganas, resulta mucho más fácil y divertido.

Cuanto más te entrenes a escuchar a tu vagina, más fácil te será reconocer si te está diciendo que «sí» o que «no» durante un encuentro sexual. Si en algún momento sientes que tu vagina se contrae: para, respira y date o pide lo que necesites, a veces solo es cambiar el ritmo, pero sabes de sobra que forzarte a seguir con algo cuando te dice que no, te deja sintiéndote vacía cuando acaba el encuentro. Aprender a escuchar a tu vagina es muy poderoso porque al hacerle caso nos liberamos del autoabuso al que muchas veces nos sometemos, haciendo cosas que no queremos, solo porque toca o por complacer. **Que todo lo que hagamos en nuestros encuentros sexuales sea con un gran «Sí» de nuestro cuerpo.**

PRÁCTICA: MASAJE VAGINAL

El canal de tu vagina es un músculo que en sí mismo no tiene mucha sensibilidad, pero que sí es muy importante para tu placer. Dentro de este canal, la zona del punto sagrado (o punto G) y el cérvix sí tienen una increíble sensibilidad, nos excitan y nos regalan maravillosos orgasmos porque tienen terminaciones nerviosas importantes. Pero el resto del canal, aunque solo es un músculo, también es crucial para tu placer.

Para que tu vagina sea orgásmica, debe estar jugosa y esponjosa, y para eso necesita estar relajada.

Cuando el canal de la vagina está tenso, esta se vuelve menos receptiva al placer y menos sensible. Así como necesitas darte un masaje en los hombros o en el cuello para liberar la tensión que acumulas, este músculo también necesita ayuda para relajarse.

¿Por qué nuestras vaginas acumulan tanta tensión? Porque son muy sensibles a todo lo vivido y lo heredado, guardan memorias. Además, en muchos casos, hemos tenido un sexo tan mecánico y atlético, tan a embestidas, que no tenían otra opción más que insensibilizarse para protegerse.

Por eso **quiero enseñarte este masaje, para que te liberes de las tensiones que pueda haber en tu vagina, porque todas, más o menos, lo necesitamos.** También se le conoce como «mapeo vaginal», porque a medida que te masajeas vas haciéndote un mapa de qué partes tienen más tensión acumulada. Es una liberación física que a la vez supone una liberación emocional. No pretende excitarte, sino lograr que tu vagina esté más relajada y, por lo tanto, más abierta y receptiva al placer, y que te excites con mayor facilidad en el futuro. Es un gran regalo que te haces. Es una experiencia íntima, emocional, profunda.

El masaje consiste en llevar el dedo índice o corazón —o ambos—, o un masajeador, a diferentes puntos de tu vagina y ver qué sensaciones y emociones se despiertan. Pueden ser agradables, excitantes y placenteras, o pueden ser de tensión, dolor o incomodidad. Incluso puede que no sientas nada, como si la zona estuviese anestesiada. Cuando te encuentres con una sensación molesta, masajea con círculos lentos, mientras exhalas con la boca abierta y sacando la voz. El masaje, con la respiración y la voz, te permite movilizar las emociones atascadas y soltar la tensión de tu vagina.

Para hacer un mapeo de tu vagina, guíate con la técnica del reloj: imagina que tu vagina es un reloj y tus dedos son las manecillas que se detienen a masajear a en punto, a y cuarto, a y media, y a tres cuartos. Una vez completado el primer círculo, entra un poco más profundo y vuelve a empezar, dibujando una espiral hacia adentro que recorre todo tu canal.

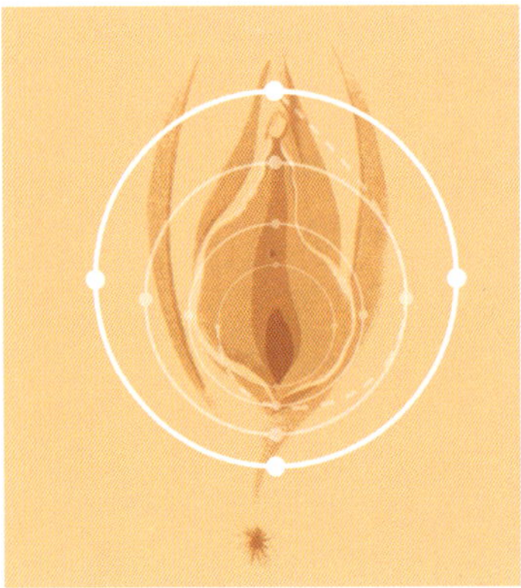

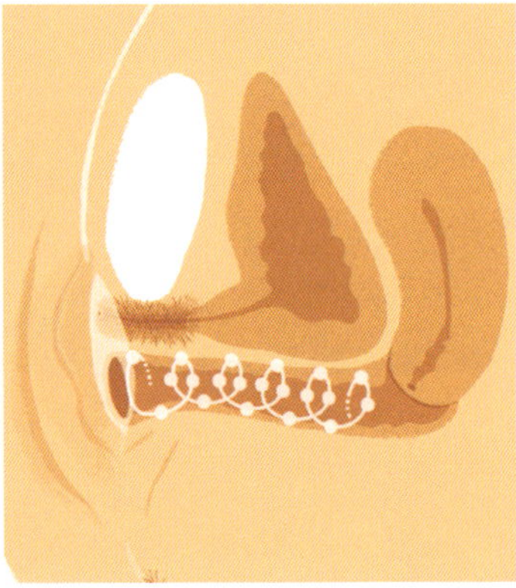

Te recomiendo tumbarte en un lugar tranquilo, donde no te vayan a interrumpir, y empezar en el punto G. Este es un masaje de liberación, puede que al detenerte en un punto te venga un llanto profundo y al pasar al siguiente te salga una enorme carcajada. Es normal, es natural, nuestras vaginas guardan todo tipo de memorias en un espacio muy pequeño. Si te ocurre eso, no te estás volviendo loca, simplemente estás muy viva.

Respíralo todo y deja que salga cualquier emoción sin cortarla.

Sigue el link de este QR para ir a la práctica guiada.

LAS TRES PUERTAS DEL PLACER: CLÍTORIS, PUNTO SAGRADO (G) Y CÉRVIX

Según el Tao, las mujeres tenemos tres puertas al placer: el clítoris, el punto sagrado —que conocemos como punto G— y el cérvix. Y tiene sentido, porque estas son las zonas con más terminaciones nerviosas y, por lo tanto, las que más nos encienden y excitan. Estas puertas se abren en ese orden, es decir, que el clítoris debe estar despierto, activo e hinchándose antes de pasar a la vagina, donde está el punto sagrado, y este debe abrirse para que el cérvix también lo haga.

Me gusta la imagen de estas tres puertas abriéndose una después de la otra porque me resulta muy orgánico; una da paso a la otra y, cuando respetamos este orden, todo fluye. Cuando no, el placer se esfuma. Por ejemplo, si dejamos que nos penetren con nuestra vagina aún cerrada y claramente no lista para recibir al pene.

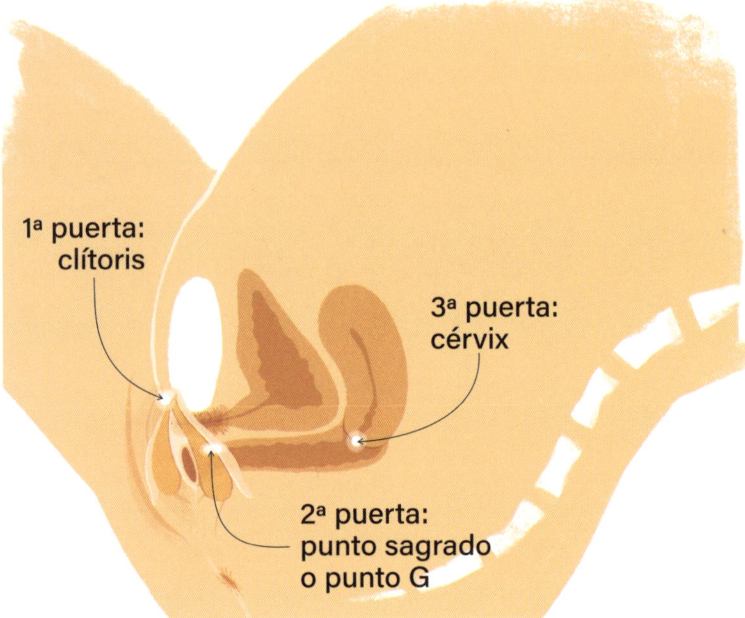

Para que las puertas se abran, no es necesario estimularlas de forma directa. Por ejemplo, hay que empezar abriendo la primera puerta, pero eso no significa que debas estimularte el clítoris directamente. Hay muchas maneras de despertarlo, como veremos a continuación.

Bendito clítoris

La buena fama del clítoris es muy merecida, pues cuánta excitación, alegría y placer nos da a las mujeres. Se ha dicho mucho que tiene más de diez mil terminaciones nerviosas, aunque parece ser que en realidad son muchas más. Mientras dejamos que la ciencia logre hacer el recuento definitivo,

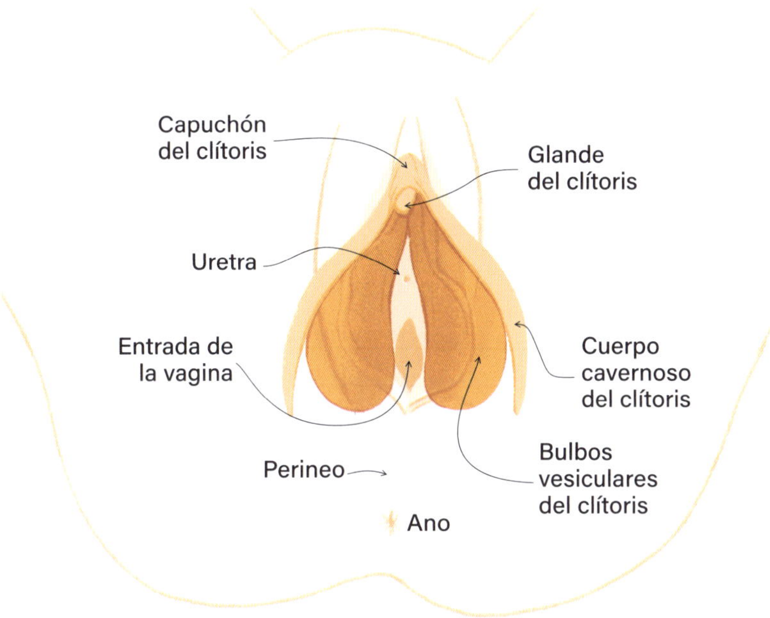

nosotras podemos felizmente dedicarnos a gozar de este regalo que tenemos entre las piernas y que tiene una única función: darnos placer.

El clítoris es un gran aliado del placer, en cuanto empiezas a excitarte, se despierta y se hincha, gracias a la sangre que baja hacia tus genitales. Se hincha el glande, la parte externa que puedes estimular fácilmente, y también los bulbos vestibulares, la parte interna que antes te he invitado a descubrir. A medida que eso ocurre, inevitablemente empiezas a sentir tu vagina más jugosa y esponjosa.

Aunque estimularlo directamente nos da tantísimo placer y nos enciende tanto, va más allá, pues **el clítoris se activa**

siempre que sientes placer de cualquier tipo: cuando besas o saboreas algo delicioso, o cuando te masajeas los pechos, pues la lengua y los pezones están conectados con el clítoris, o cuando estás bañándote desnuda en el mar, cantando en la ducha o haciendo cualquier cosa que te dé gozo. Puedes comprobarlo por ti misma: pon atención a lo que pasa en tu clítoris la próxima vez que estés disfrutando de tu postre favorito. Te llevarás una buena sorpresa.

Es natural que los taoístas nombraran al clítoris la primera puerta del placer: es la que más rápido se despierta y es también la más accesible. Es la parte más Yang (masculina) de nuestros genitales y enciende nuestro fuego, lo cual es maravilloso. Pero recuerda lo que te contaba en el capítulo 2 sobre la diferencia entre el placer con tensión, que lleva a orgasmos de descarga, y el placer con relajación, que lleva a orgasmos expandidos. Cuando tu clítoris es estimulado directamente, ya sea con dedos, lengua o vibración, la excitación crece muy rápido y normalmente la tensión interna también, y cuando se libera, lo hace en forma de orgasmo de descarga. Y bienvenido sea, por supuesto, pero fíjate que esta es solo la primera puerta, la que te calienta, te excita y abre tu vagina para recibir más y más placer, así que quizás no necesitas consumir y descargar toda tu excitación en el clítoris, sino usarla como una forma de preparar al cuerpo para los orgasmos expandidos que están por llegar, pues hay mucho placer más allá del clítoris.

Formas de estimular vulva y clítoris

Usar vibración máxima de forma directa en el clítoris es algo que seguramente ya hayas probado. A algunas mujeres esa vibración fuerte les provoca orgasmos de descarga muy placenteros, incluso encadenados, y si ese es tu caso, por supuesto disfrútalos todos tanto como te apetezca. Hay mujeres, sin embargo, con mucha sensibilidad, a las que la vibración les genera tanta tensión que les resulta hasta molesta.

Aquí quiero proponerte maneras más suaves y no tan directas de tocarte para que la excitación crezca de forma orgánica despertando primero toda tu vulva antes de ir al clítoris y sin necesidad de estimularlo intensamente. De este modo le das más tiempo a tu cuerpo para abrirse y a tu vagina para hincharse. Son solo ideas, por si te apetece probarlas.

Despierta tu vulva...

Activa tu clítoris sin tocarlo

Tu clítoris es tan mágico que ni siquiera necesitas tocarlo para que se abra. Su conexión con la lengua y los pezones hace que algo tan sencillo como mojarte los labios con la lengua o masajearte los pechos lo despierten.

Despierta tu vulva con las manos

- Puedes masajearte el monte de Venus con la palma de la mano, haciendo círculos, despertando todo el hueso púbico.

- Puedes masajearte las ingles dándoles golpes rítmicos suaves con tus dedos, acercándote y alejándote de la vulva. De este modo activas el riego sanguíneo de toda la zona.
- Puedes pasar la mano de arriba abajo por la vulva, como si tus manos hicieran un barrido y los dedos la fueran despertando.
- Puedes estrujar la vulva con toda la mano, creando presión, lo cual es muy gustoso, especialmente cuando sueltas la presión.
- Puedes masajear los labios de la vulva, tanto internos como externos. Es especialmente gustoso masajearte los internos. Con dos dedos puedes ir haciendo movimientos circulares y notar cómo se van hinchando.
- Puedes masajear la zona del perineo, entre el final de la vulva y el ano. Es una zona especialmente sensible y gustosa.
- Puedes pasar los dedos de arriba abajo por la vulva, esta vez dejando que un dedo pase lentamente entre los labios para sentir la entrada de la vagina y el capuchón del clítoris.

Y ahora, con la vulva ya despierta, juega con tu clítoris...

- Puedes dar golpecitos rítmicos suaves con tus dedos sobre el capuchón, saludándolo.
- Puedes dibujar círculos alrededor el capuchón, sin estimular directamente el glande, para que se vaya despertando por la anticipación.

- Es muy gustoso también presionar el capuchón del clítoris haciendo pinza entre dos dedos.
- Cuando vayas a estimular el glande directamente, acarícialo haciendo pausas: masajeándolo en círculos, alejándote para darte un descanso, y vuelta a empezar.
- También puedes jugar con la velocidad: empieza lentamente, con círculos o presiones lentas, y ve aumentando la intensidad y velocidad gradualmente.

¡Y sigue, sigue jugando, como tus manos te guíen! Por ejemplo, poner un dedo en la entrada de la vagina sin llegar a entrar, mientras con otro dedo masajeas en círculos el clítoris, es muy gustoso y puedes sentir cuándo tu vagina se abre con un «sí».

Usa tu imaginación y date placer cómo más te guste. Como ves, hay muchas posibilidades, juega contigo.

El punto sagrado o punto G

La segunda puerta es la que seguramente conoces como punto G, llamado así en Occidente por ser la inicial del ginecólogo que «descubrió» la alta sensibilidad de esta zona en 1950 —como si antes no hubiera existido—. Los tántricos, en cambio, lo llaman el punto sagrado, o de la Diosa, nombres que evocan una gran devoción a esta zona tan sensible.

Esta zona erógena, que antes te he invitado a explorar, es la que está muy cerca de la entrada de la vagina, en la parte superior, y se siente más dura y rugosa. La razón por la que es una puerta de placer que también podemos bendecir, como al clítoris, es que también tiene muchas terminaciones nerviosas; no son miles como en el clítoris, pero sí muy importantes.

El punto sagrado y el cérvix son las zonas más sensibles dentro de la vagina, y eso también las convierte en las más emocionales. Su alta sensibilidad nos permite sentir mucha excitación y placer, pero también nos hace transitar todo tipo de emociones.

Muchas mujeres sienten molestia, dolor o irritación al masajear el punto sagrado, y también es muy común tenerlo insensibilizado, es decir, *no sentir nada*. En estos casos, lo que ocurre es que está tan cargado que energéticamente se ha cerrado. El punto sagrado es una zona tremendamente emocional que guarda muchas memorias, tanto nuestras como de nuestro linaje femenino, pero que podemos liberar, por ejemplo, con el masaje vaginal que te he enseñado en la página 100. Al hacerlo, es normal, por ejemplo, que salga mucho llanto, porque guardamos mucha tristeza y dolor respecto a nuestra sexualidad, o de rabia, si había picor o irritación. Puede que necesites hacerlo más de una vez, pero te aseguro que tu punto sagrado se irá relajando.

Cuando el punto sagrado se relaja y se abre, el placer que se siente es profundo, interno e inmenso, como el oleaje del océano. Es muy distinto a la excitación un poco más nerviosa y tensa del clítoris. Cuando tu punto sagrado está sensible y liberado, si colocas tu dedo ahí y te quedas quieta, presente, a veces **puedes sentir el latido de tu corazón dentro de tu vagina.** Es un momento mágico de máxima intimidad contigo misma, es señal de que toda la zona está palpitando, y es una sensación maravillosa de conexión entre el sexo y el corazón.

Para estimular y excitar directamente tu punto sagrado, puedes hacer movimientos circulares con un dedo, o hacer ligeras presiones rítmicas sobre la zona. Pero lo que más nos excita, sin ninguna duda, es mover el dedo de dentro hacia afuera, como si le estuvieras diciendo a alguien «ven». También lo podemos sentir durante la penetración, cuando el pene se mueve hacia afuera presionando esa zona.

Este movimiento del dedo hacia afuera es especialmente excitante cuando empieza en la zona blanda de la esponja uretral y se mueve presionando el escalón, es decir, el comienzo de la zona más dura del punto sagrado. Es muy posible que, con la esponja uretral ya hinchada, sintamos ganas de orinar. Es al estimular esta zona cuando muchas eyaculamos y liberamos lo que yo llamo nuestras aguas sagradas.

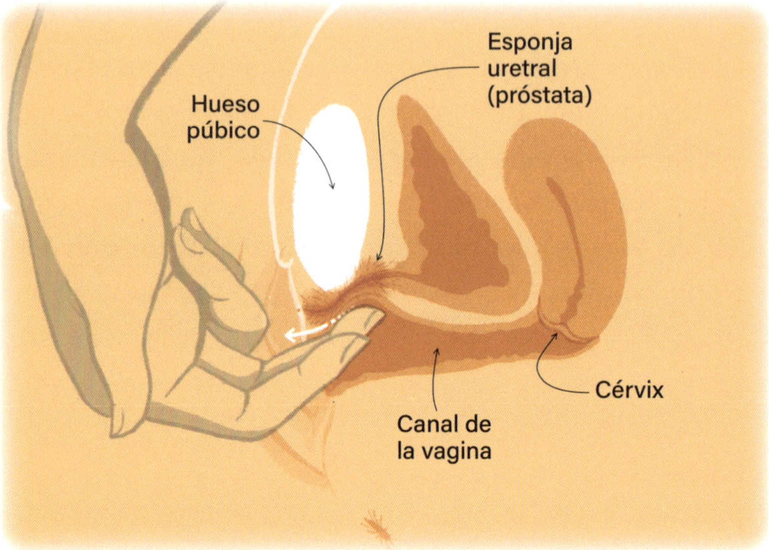

Estimulación del punto sagrado, con movimiento de los dedos de dentro hacia afuera como diciendo «ven»

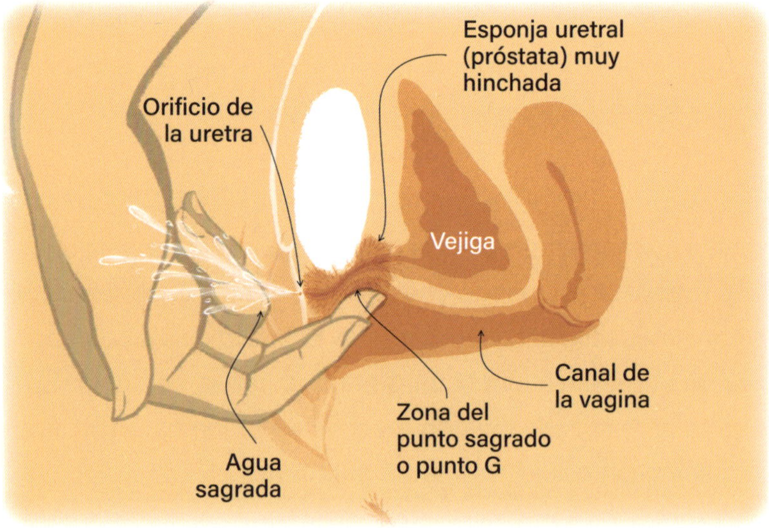

Esponja uretral muy hinchada por la excitación y liberación del agua sagrada

Agua sagrada o eyaculación femenina

¿Alguna vez has sentido ganas repentinas de hacer pipí mientras estabas excitada? La mayoría de nosotras lo hemos sentido, y seguramente no es que tu cuerpo quisiera orinar, sino que estabas lista para eyacular. **Cuando digo que las mujeres somos una fuente de placer, lo digo literalmente: cuando nos excitamos, podemos emanar en grandes cantidades un líquido transparente e inoloro que parece agua.** A mí me gusta llamarlo agua sagrada, y el Tantra lo llama *amrita*, que significa «néctar de la Diosa», aunque hoy en día es más conocido como *squirt*, que significa «chorro».

Personalmente, prefiero no llamarlo así, porque el agua normalmente no sale como un chorro, sino que brota como una fuente, y porque, además, es un término que viene del porno, una industria que ha creado todo un espectáculo alrededor de algo que no es ningún espectáculo, sino algo natural que forma parte del placer de la mujer y que es sumamente liberador.

Quizás por eso y por desconocimiento, hay mucho misterio alrededor de la eyaculación femenina, y creo que va siendo hora de normalizarla y celebrarla. Estas son las dudas más frecuentes:

- **El agua que sale no es orina.** Aunque sale por la uretra, no es orina. Sí puede tener trazas de orina, pero no lo es. Es un líquido que se crea con el suero acuoso de la sangre y que tiene secreciones prostáticas, porque sí, las mujeres también tenemos próstata y está ubicada en la esponja uretral.

- **Se sienten ganas como de hacer pipí porque, al excitarte, tu esponja uretral se hincha con todo ese líquido y presiona la vejiga.** Pero no es real, por eso si haces una pausa para ir al baño casi nunca sale nada.
- **A veces sale poquita agua, pero otras veces puede salir mucha,** podrías llenar varios vasos. El agua sagrada es una respuesta de placer del cuerpo cuando está excitado, y el líquido se puede seguir produciendo internamente al tiempo que lo expulsas, si sigues excitada.
- **Para liberar tus aguas lo más importante es soltar.** Cuando sientas esas ganas de hacer pipí, en lugar de contraer, que es lo que hacemos instintivamente, suelta y entrégate por completo. Esto es como los orgasmos, no se pueden forzar, se trata de que te abras y te entregues. Si quieres ayudarte o que te ayuden, prueba a estimular el punto sagrado con el movimiento de «ven».
- **La eyaculación puede darse con o sin orgasmo.** Soltar tus aguas no es un orgasmo en sí mismo, pero sí es una profunda liberación física maravillosa, que te deja relajada y expandida. Cuando además se da a la vez que el orgasmo, lo expande e intensifica.

Divulgo mucho sobre la eyaculación femenina porque mis primeros orgasmos fueron eyaculando y durante mucho tiempo solo fui capaz de rendirme al éxtasis si dejaba emanar mi agua sagrada. Tenía sentido: mi gran obstáculo para experimentar orgasmos, como para la mayoría, era que no soltaba el control, y eyacular era perderlo por completo, era dejarme ir tanto que sentía que me iba a orinar de verdad, pero en lugar de eso brotaban las aguas. Esa rendición física completa permitía a mi cuerpo soltarse también energéticamente y que llegaran los orgasmos. Así que, si sientes esa presión de necesitar hacer pipí, en lugar de contraer, suelta, relaja y déjate sorprender.

En una sociedad que nos obliga a tensarnos, contraernos y contenernos constantemente, eyacular es una liberación enorme que nos ayuda a relajarnos, a ser más orgásmicas y a reconocernos como lo que somos: literalmente, fuentes de placer.

El cérvix

Y por fin llegamos a la tercera puerta, la más interna: el cérvix. Es un lugar que no podemos estimular con la mano, ni falta que hace, porque su gran poder es energético. Para el Tao, en el cérvix reside la energía sexual que se enciende como fuego y se expande por todo el cuerpo cuando nos excitamos. Por eso se dice que esta puerta se abre cuando trascendemos la sexualidad genital y nos conectamos desde una más energética, como veremos en el siguiente capítulo. Cuando hay movimiento de energía desde aquí, experimentamos oleadas de placer difíciles de lograr estimulando cualquier otra zona de nuestro cuerpo. **Los orgasmos que se desencadenan**

cuando se activa el cérvix (también llamados cervicales) son expandidos de cuerpo entero, y nos permiten entrar en maravillosos oleajes multiorgásmicos.

Esto es así tanto si tienes cérvix como si has tenido que operarte y solo tienes una parte o no lo tienes. A pesar de que las cicatrices pueden ser molestas, energéticamente, sigues teniendo todo el potencial para gozar de orgasmos expandidos. De hecho, he recibido el testimonio de mujeres que, tras una cirugía en esa zona y tomarse un tiempo para sanar, al dedicarle mucha más consciencia, descubrieron que podían sentir mucho más placer del que conocían antes de la intervención.

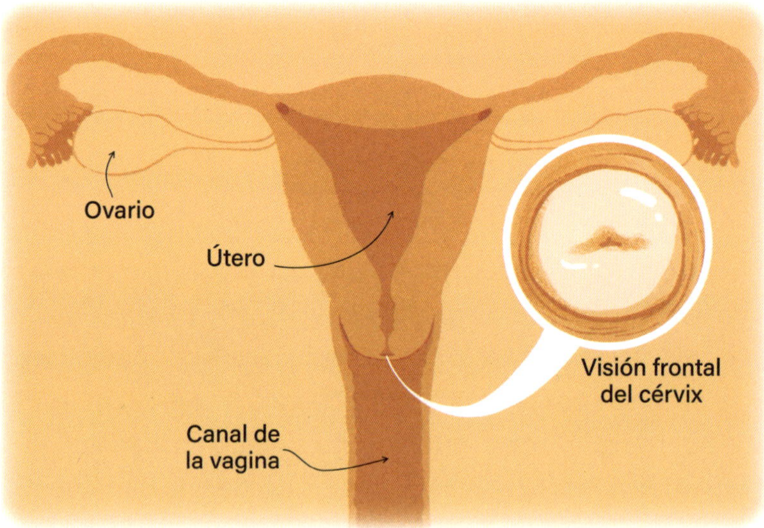

El cérvix, o cuello uterino, tiene la forma de un donut con un pequeñísimo orificio en el medio. A través de ese orificio, que se abre unos pocos milímetros, pasa la sangre menstrual y los espermatozoides. Cuando vamos a parir, se dilata y por eso en el Tantra también lo llaman la puerta de entrada a la vida. Además, lo recorren tres nervios muy importantes del cuerpo: el pélvico, el vago y el hipogástrico. El segundo es especialmente relevante porque es el encargado de controlar el sistema nervioso parasimpático y de llevarte a esos estados de bienestar y relajación de los que hablábamos en el capítulo 2. Cuando se activa tu cérvix, tu capacidad orgásmica aumenta gracias al nervio vago, el cual crea el estado perfecto de regulación y apertura en tu cuerpo que te permite disfrutar de orgasmos energéticos expandidos con facilidad.

Desgraciadamente el cérvix está cerrado energéticamente para muchas mujeres. Y no es de extrañar, pues es una zona extremadamente emocional que puede guardar memorias sexuales o que puede haberse cerrado por protección, si el sexo que ha recibido ha sido brusco. **Nuestras vaginas necesitan presencia y amor, no embestidas.** A veces, la tensión acumulada en el cérvix es tanta que en los encuentros sexuales se siente dolor al final de la penetración en algunas posiciones. Si este es tu caso, masajearlo y liberarlo es imprescindible, y te aseguro que se soluciona. Igual que te he enseñado a masajearte el punto sagrado y el canal de la vagina, puedes hacer lo mismo en el cérvix con un masajeador de cabeza redonda, como el que puedes ver en la ilustración de la página siguiente. Eso sí, debes hacerlo con mucha consciencia, amor y lentitud, tu cérvix es tremendamente sensible.

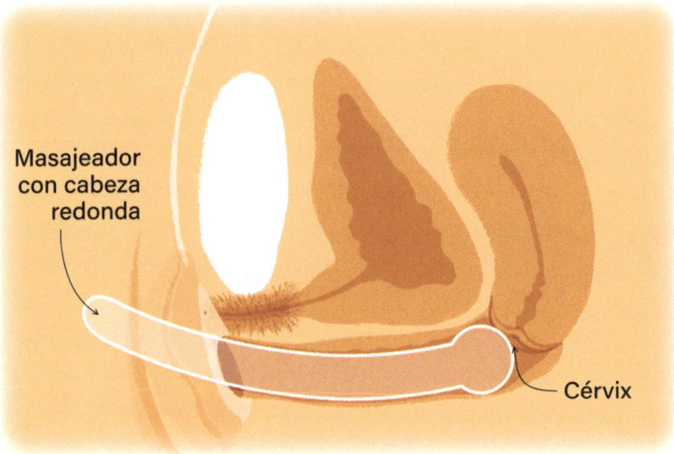

Y te estarás preguntando, ¿cómo hago para abrir este portal? Pues el cérvix se abre energéticamente, con la respiración y la intención, tal como veremos en el próximo capítulo. Lo puedes masajear para liberarlo de tensiones que puedas tener, y también para disfrutar —porque es muy placentero,— pero realmente su apertura es energética y no necesita de estimulación física. La penetración puede activarlo y despertar su poderosa energía siempre y cuando el pene entre en la vagina cargado de energía y con mucha presencia. Yo siempre siento al cérvix como una flor que cuando se abre muestra todo su esplendor y belleza. Esta es la tercera puerta, pero más que puerta podemos decir que **es el gran portal de entrada a niveles de placer energéticos sublimes, pues esta energía que se despierta en tu cérvix es la llamada Kundalini,** de la que te hablaré también con más detalle en el próximo capítulo. Cuando se activa tu Kundalini no solo se da una expansión orgásmica, sino también de consciencia y vitalidad.

4

DE LA SEXUALIDAD GENITAL A LA SEXUALIDAD ENERGÉTICA

Yo empecé a explorar el mundo de la sexualidad por necesidad, buscando solucionar mi anorgasmia. Quería lograr tener algún orgasmo para sentirme «normal» y, después de años de no encontrar respuestas por la vía convencional, me atreví a explorar otras vías más espirituales como el Tantra y el Tao. Estas corrientes me enseñaron a respirar y a llevar consciencia al cuerpo de una forma que revolucionó mi vida y que me permitió experimentar, al fin, mis primeros orgasmos. Y con ellos llegó también la tranquilidad de sentirme válida sexualmente. Lo que yo ignoraba era que, ese placer que estaba descubriendo, tan solo era la antesala de lo que estaba por venir.

Ya mucho más relajada y abierta, sentí el impulso de seguir explorando, esta vez sin necesidad, solo por puro goce y con mucha curiosidad. Empecé a descubrir cómo podía llevar la excitación a todo mi cuerpo hasta tener orgasmos energéticos expandidos que eran una nueva dimensión de placer. Al vivir esta maravillosa transformación en mi cuerpo, que había estado tantos años cerrado y contraído, entendí que era posible para todas. Que **cuando nos relajamos y dejamos que la energía fluya, nuestros cuerpos tienden de forma natural al placer.** Y que lo que queremos del sexo es mucho más que orgasmos en forma de descarga: anhelamos sentirnos libres, plenas y expandidas, conectadas con nuestro instinto y con lo más elevado y sutil a la vez. Ese es **el verdadero poder del orgasmo: un portal para disolver momentáneamente el ego y fundirnos con el todo.**

La sexualidad que hemos aprendido es tremendamente genital y está tan obsesionada con el pene, el clítoris y la vagina que hemos olvidado que el sexo es mucho más que un acto físico. Pero lo cierto es que cuando te excitas, todo tu cuerpo energético se enciende, y cuando haces el amor con otra persona, no solo intercambias fluidos, sino también energía. No solo compartes tu cuerpo con otro cuerpo, sino que unes tu alma a otra alma. Ahí, en ese movimiento de energía, es donde está la verdadera magia.

Profundizar en las enseñanzas del Tantra y el Tao me ayudó a cultivar la conexión con las sensaciones de mi cuerpo y a hacerme más consciente de la energía en movimiento. Pasar de una sexualidad enfocada en lo genital a otra enfocada en lo energético me permitió dar un salto a un nuevo nivel de placer y de orgasmos infinitos que yo ni siquiera imaginaba. Desde entonces, estoy convencida de que ese cambio de perspectiva es clave para todas las mujeres que quieren profundizar en su placer. Y es que, **el sexo, lejos de ser solo una vivencia física, es una experiencia energética y espiritual que puede llevarnos a estados elevados de consciencia y profundo amor.**

Sé que algunas personas se asustan cuando hablo de energía, de Tantra, de Tao y espiritualidad, y lo entiendo: nos han educado en el «Si no lo veo, no lo creo». Sin embargo, yo te propongo que al menos *consideres* que somos más de lo que vemos; que además de nuestro cuerpo físico, tenemos un cuerpo energético, y que el sexo y la energía sexual pueden ser herramientas poderosísimas para vivir una vida más saludable, plena, alegre y consciente. Te invito a entrar en las siguientes páginas con la mente abierta y la intención de descubrir nuevas formas de entender y vivir tu sexualidad.

TANTRA, TAO Y SEXUALIDAD CONSCIENTE

No sé cuál era la idea que tenías del Tantra antes de leer esto, pero sí recuerdo la que yo tenía antes de iniciarme en este camino de crecimiento sexual: que iba de tener sexo, y que ese sexo tántrico consistía en pasarse muchas horas haciendo el amor, que los hombres no podían eyacular y que había que hacer todas las posiciones del Kama Sutra. Pero el Tantra no va de eso, déjame que te cuente.

Tanto el Tantra como el Tao son corrientes místicas, con más de 5.000 años de antigüedad, que vienen de Oriente y que buscan la plenitud del ser integrando la energía sexual. El Tantra, que viene de la India, nos invita a llevar presencia a cada momento de nuestra vida y a convertir lo mundano en sagrado, para lograr, en esa presencia absoluta, la disolución del ego, y alcanzar la iluminación. Por su parte, el Tao, que nos llega de la antigua China y que está muy conectado a la medicina tradicional china, nos invita a encontrar el equilibrio y la armonía en nosotros, para mantenernos saludables y alcanzar la longevidad del cuerpo y la plenitud del ser. **El Tantra y el Tao son, pues, caminos místicos y de consciencia de una enorme sabiduría, y tienen en común que no niegan el sexo y el placer.**

Al contrario de lo que muchas personas piensan, estas filosofías ni se centran en el sexo, ni es este su objetivo. Lo que pasa es que ambas reconocen la energía sexual como nuestra fuerza de vida —bella, natural y poderosa— y, aunque con enfoques distintos, utilizan la sexualidad como un camino para alcanzar la iluminación (los tántricos) y la sanación (los taoístas). En este sentido, la visión del Tantra y del Tao es completamente revolucionaria dentro de las corrientes místicas y religiosas. La mayoría de ellas, empezando por la católica, no solo rechaza y suprime la sexualidad, sino que además la estigmatiza, la etiqueta como algo sucio y la carga de culpa, como algo que debe ser ocultado y está teñido de oscuridad. Otras filosofías no son tan castradoras, pero niegan el cuerpo como parte del ser. Es el caso del budismo, por ejemplo, que propone el celibato para los monjes porque sugiere que lo sexual puede distraerlos del camino que lleva a la iluminación. El mensaje detrás de todas esas enseñanzas es que, para entrar en contacto con lo sublime, debemos apartarnos del cuerpo, el instinto y el deseo. De ahí el rechazo, el miedo, la culpa y la vergüenza que muchas personas que hemos crecido cerca de esta forma de pensamiento hemos sentido alrededor de la sexualidad.

El Tantra y el Tao nos liberan de toda esta carga. No niegan, reprimen o cohíben la energía sexual, sino al

contrario, nos invitan a despertarla, moverla y usarla para elevarnos. Esto nos ha llamado tanto la atención en Occidente que por eso creemos que estas dos filosofías se basan únicamente en el sexo y el placer. Y aunque sus enseñanzas van mucho más allá, lo cierto es que, a mí, aún sin haber llegado a la iluminación, me ayudaron a conectar con mi cuerpo de una forma que transformó por completo mi sexualidad y por la que estoy inmensamente agradecida.

Tantra: presencia y amor

En mi experiencia, **el Tantra aplicado al sexo lo convierte en una forma de meditación en la que estás plenamente presente en tu cuerpo.** El sexo tántrico, pues, invita a la lentitud, porque un ritmo más pausado nos ayuda a tomar consciencia de las sensaciones y emociones que aparecen en nuestro cuerpo. Para el Tantra, estas últimas no son buenas o malas, sino que todo lo que aparece es bienvenido, ya sea llanto, rabia o éxtasis. Lo importante es permitirnos sentir y expresar la verdad de cada instante. Cuando lo hacemos, el cuerpo se relaja de una forma tan profunda que es mucho más fácil despertar nuestro potencial orgásmico y nuestro placer.

En el Tantra a veces se habla de «sexualidad sagrada», pero no es con una connotación religiosa, sino como una invitación a convertir lo mundano en sagrado, también el sexo; una experiencia mística que nos permite conectar con el éxtasis de la existencia a través de nuestro cuerpo físico. En ese sentido, nos propone **honrar y tratar nuestro cuerpo como un templo que nos permite acceder a algo más grande que nosotros.** Cuando entramos en una iglesia, santuario o cualquier otro lugar sacro, tendemos a hacerlo lentamente, en silencio y con respeto, ¿verdad? Pues bien, la sexualidad sagrada nos propone que tratemos nuestro cuerpo con esa misma presencia, pues es el templo que nos permite conectar con la divinidad que somos.

Con eso en mente, ¿cómo te tocarías el cuerpo, cómo lo tratarías, y cómo te gustaría que alguien entrara en él? Cuando se hace con presencia, desde el respeto y la devoción, el sexo tiene una cualidad y una calidad diferentes. Y si el cuerpo es el templo, la vulva es el portal por donde se accede a él. Cuando te das placer así, moviéndote, excitándote poco a poco, despertando tu energía sexual, sintiendo tu sensualidad, conectando con tu vulva y tu vagina, estás en íntima comunión contigo misma. Hay una parte de ti, una intuición que está en cada una de nosotras, que sabe que el sexo es un vehículo para conectar con algo mayor. Cuando te tocas desde esa consciencia, cuando reconoces la inmensidad que eres, la belleza que eres, todo eso se irradia de ti hacia el exterior y hace que los demás te traten con ese mismo respeto. Lo mismo pasa cuando te encuentras con una pareja y puedes celebrar el sexo como una unión en la que ambas almas se funden en una sola consciencia. Hay una gran diferencia entre tener sexo con esa consciencia y tener sexo automático, mecánico o deportivo. La diferencia es lo sagrado.

Cinco enseñanzas del Tantra que revolucionaron mi sexualidad

La magia de estas cinco bases del Tantra está en su sencillez. Lo revolucionario es aplicarlas en tu día a día y en tus relaciones sexuales.

Presencia

Cuando tenemos sexo es muy fácil perdernos en el otro, ocuparnos de su placer, sus deseos, sus sensaciones, sus pensamientos. También es fácil perdernos en el hacer o en la charla interna de nuestra cabeza, que juzga, valora, duda o se obsesiona con llegar al orgasmo. En muchas ocasiones, nuestra atención está más afuera que adentro. La pregunta es: si yo no estoy en mí, ¿quién lo está? La respuesta es: nadie. No es posible sentir placer si no estás en tu cuerpo, si estás en la otra persona o si estás en la cabeza preocupada por lo que debe pasar. El Tantra es una invitación a volver a ti, a habitar tu cuerpo, sentirte y estar presente para disfrutarte. Una de las claves para lograrlo es la respiración, que en un rato practicaremos juntas.

Amor

Muchas veces entramos al sexo con el corazón protegido, cerrado, acorazado, por nuestros miedos a no gustar, a ser abandonadas o rechazadas. Otras veces estamos tranquilas y abiertas de corazón, pero acabamos teniendo un sexo muy mecánico o físico. El Tantra nos invita a unir sexo y corazón. Se trata de ponerle amor a todo lo que hacemos, amar el momento y lo que está ocurriendo. Se trata de amar tu cuerpo y amar a la otra persona, independientemente de si es tu pareja desde hace años o un encuentro reciente. Se trata de abrir tu corazón y poner amor en cada caricia, en cada instante. No siempre es fácil hacerlo, pues nos puede hacer sentir muy vulnerables, pero cuando lo hacemos, ocurre la magia. Masajearte los pechos como hemos practicado es una de las formas que te puede ayudar a relajarte y abrirte.

Devoción

Tocar el cuerpo de otra persona es un privilegio, y cuando se hace con devoción y con corazón, la experiencia se vuelve sagrada. No solo se unen dos cuerpos, sino también las almas. Cuando te encuentras con alguien desde ese lugar, la vida florece. Honra tu cuerpo —y el de tu pareja, si estás acompañada—, y procura que cada mirada, caricia y movimiento estén cargados de devoción, es decir de esa cualidad sagrada que genera tanta complicidad. El Tantra usa las palabras *yoni* y *lingam* para referirse a los genitales, ambos símbolos venerados en el hinduismo. *Yoni* se refiere tanto a la vulva como a la vagina, como portal a ese templo sagrado que es tu cuerpo. *Lingam* es el pene, símbolo de fuerza y pureza. El Tao por su parte se refiere a la vagina como *la puerta de jade*, siendo este su mineral más preciado. A veces, usar nuevas palabras puede ayudarnos a conectar con esa devoción a nuestros cuerpos.

Relajación

En la búsqueda del placer es muy fácil caer en la trampa de siempre querer más: más excitación, más intensidad y más orgasmos. El problema es que, como ya te he contado, cuando perseguimos el placer de ese modo, el cuerpo se pone rígido y se contrae. Puedes liberar esa tensión en forma de orgasmo de descarga, claro, pero eso al Tantra no le interesa, lo que quiere es que te fundas con la existencia para desaparecer de este plano por unos instantes y entrar en estados orgásmicos prolongados. Como hemos visto, eso solo es posible en un cuerpo relajado y abierto. La relajación es la que te permite experimentar orgasmos expandidos de cuerpo entero, es la que te lleva a vivir un placer más profundo y prolongado.

Consciencia

En el sexo, el Tantra te invita a tomar consciencia de lo que te está ocurriendo, de cómo la energía sexual se despierta cuando te excitas y de cómo se mueve libremente a través de tu cuerpo. Cuando eres testigo de esto, permites que la energía se expanda con más facilidad. Igual que cuando tomas consciencia de una sensación gustosa en tu cuerpo; tu atención la expande también, haciéndola aún más placentera. Llevar consciencia te ayuda a sentir un placer más profundo y puedes llegar a experimentar estados expandidos de consciencia que te conectan con algo mucho más grande que tu ser.

El Tao y el poder de sanación

Me llevó tiempo, creo que casi dos años, entender en mi cuerpo, y no solo en palabras, qué significaba estar presente y relajada. Mientras aflojaba de verdad la tensión que tantos años había sostenido sin saberlo, mis orgasmos empezaron a llegar con más y más facilidad. Aumentaba la sensibilidad de mi piel, mis sensaciones se multiplicaban, podía sostener mucha excitación sin cerrarme y mi cuerpo se entregaba con facilidad al placer. Fue entonces cuando descubrí el inmenso poder de sanación que tiene la sexualidad. Sentí como si en ese tiempo me hubieran reseteado y reprogramado. Como si abrirme al placer no me hubiera dado solo orgasmos, sino algo mucho más grande: me había transformado profundamente desde dentro. Esto es lo que **el Tao conoce tan bien: el poder de sanación de la energía sexual.**

Decíamos que el cerebro responde a los orgasmos de forma similar a cuando se toman drogas, pero a mí me gusta decir que, más que una droga, **el placer es medicina.** Tenemos más poder sobre nuestro bienestar del que nos han contado: cada célula de nuestro cuerpo tiene inteligencia propia y se comunica con las demás células, y los estados orgásmicos expandidos pueden impactar en tu cuerpo reseteando las células a un mayor bienestar y vibración. Los orgasmos descongestionan y desinflaman el cuerpo, nos revitalizan y nos llenan de alegría, risa y bienestar, haciéndonos sentir expandidas más allá de nuestro cuerpo.

Los taoístas saben que **nuestro estado natural es el placer,** que eso es lo sano. Conocen el poder de la energía sexual y de los estados orgásmicos elevados para sanar nuestro cuerpo, órganos y emociones, y para aumentar la longevidad, pues son momentos de profunda transformación: física, emocional y espiritual.

Sexualidad consciente

Aunque la conexión profunda con el cuerpo y las prácticas que guío vienen del Tantra y del Tao, como yo me centro justamente en la parte sexual, acostumbro a hablar más de «sexualidad consciente», un concepto menos místico y más práctico, pero que en mi caso integra las enseñanzas fundamentales de ambos caminos espirituales. **Es muy necesario conectar con nuestra sexualidad de una forma más consciente y presente para disfrutar del placer desde un lugar de profunda conexión y amor.** Abordarla desde la consciencia nos permite transformar por completo nuestra relación con nosotras mismas, nuestro cuerpo y el deseo.

Se trata de llevar atención, foco y cuidado a cada movimiento, a cada sensación de la experiencia sexual, a cada momento, porque eso tiene la capacidad de expandir tanto las sensaciones como la energía. Cuando pones atención amorosa y consciencia en lo que estás sintiendo a nivel físico y genital, tus percepciones se multiplican y también sientes mucho más la energía que esa excitación mueve en ti. Así que, para pasar de una sexualidad enfocada en lo genital a una sexualidad más energética que nos permita disfrutar de orgasmos expandidos, es clave llevar consciencia a lo genital y, desde esa presencia, percibir la energía sexual viva en ti.

A menudo explico que la diferencia entre una sexualidad consciente y una inconsciente es la misma que hay entre una alimentación consciente y una que no lo es. Tanto el sexo como la comida son fuentes de placer y disfrute, pero si no se hacen con consciencia pueden desvitalizarnos y hasta enfermarnos. Tú puedes elegir alimentos nutritivos y de buena calidad, estar presente mientras comes, escuchar a tu cuerpo para saber cuánto comer, o puedes, en el otro extremo, llenarte de comida procesada viendo la televisión. En el primer caso, es nutrición y disfrute, mientras que, en el segundo, más allá de saciar el hambre, muchas veces pretende calmar la ansiedad o llenar un vacío emocional. Con el sexo pasa lo mismo: a veces entramos a una relación sexual desde un lugar de necesidad, o de vacío. Tenemos sexo con quien no toca o como no toca y luego nos sentimos mal, incluso más vacías, revueltas o desenergizadas que antes. Porque ni el sexo ni la comida pueden llenar los vacíos que tenemos dentro.

Creo que este símil de la alimentación nos ayuda, porque con la comida es mucho más obvia la importancia de ser conscientes. Después de comer demasiado no te preguntas por qué te sientes pesada y tu cuerpo te pide dormir, es evidente. En cambio, en el sexo no lo es tanto. Recuerdo a una mujer que me decía que no le gustaba el sexo que tenía con su marido y venía a mí para que la ayudase a tener más ganas de estar con él y volver a tener orgasmos. También me contaba lo incómoda que estaba siempre, porque no le gustaba cómo la tocaba. Es obvio que si al cuerpo no le gusta como lo tocan, no se va a excitar y no va a pedir más de eso. Al contrario, cada vez va a tener menos ganas. Las preguntas que es de ayuda hacerse son: ¿cómo quieres ser tocada? o ¿qué tipo de sexo sí te apetecería? De igual forma que con los años ya no te alimentas igual, normalmente comes mucho más sano, en el sexo tampoco te tiene que gustar ahora lo que a tu cuerpo parecía que le gustaba hace años. Darse cuenta de eso es fundamental para transformar la sexualidad que vivimos. Por eso la llamo sexualidad consciente, porque **te invita a llevar presencia a cómo te sientes a cada instante, y a saber lo que deseas y necesitas en cada momento para poder expandir las sensaciones de placer y transformar la experiencia sexual.**

CLAVES PARA EXPANDIR EL PLACER: RESPIRACIÓN, MOVIMIENTO Y VOZ

En el capítulo 2 compartía contigo las fases del orgasmo y, como recordarás, después de la excitación viene la expansión. Quizás una de las cosas más valiosas que he aprendido del Tantra son las tres herramientas para mover la energía sexual y expandir el placer: la respiración, el movimiento y la voz. Las tres ayudan a estar presente en el cuerpo, a relajarlo y, lo más importante, permiten la apertura necesaria para que la energía sexual pueda moverse libremente y así ser mucho más orgásmicas. **Imagina tu columna como un canal de energía a través del cual la excitación que hay en tus genitales se eleva para expandirse por todo tu cuerpo.** Cuando esa energía se mueve, el canal se abre, y cualquier pequeña sensación placentera que estés sintiendo se multiplica y se expande.

Si tienes relaciones con hombres, puede que te hayas encontrado alguna vez en esta escena que muchas hemos vivido:

estás estirada bocarriba, él encima de ti, tu cuerpo atrapado bajo su peso, su pene dentro de tu vagina, y él intentando aguantar la eyaculación para que llegues al orgasmo. Pero tú solo estás deseando que se acabe ya, porque a cada empujón sientes menos. Hacía un rato estabas excitada y ahora, no sabes cómo, te has enfriado por completo. ¿Qué ha pasado? La respuesta es simple: si te has quedado atrapada, sin moverte, sin sacar la voz y, además, has cortado la respiración, tu energía no consigue circular y tu canal se cierra. Por eso la excitación que sentías desaparece: el poco fuego que había se apaga porque no tiene cómo crecer. No importa cuánto rato se esfuerce él en aguantar, es mejor parar, porque la frustración para ambos está asegurada.

Para ser más orgásmica necesitas sentirte muy viva y llena de energía, es decir, respirando, moviéndote y usando tu voz. Cuando te notes tensa, rígida o que te enfrías: busca mover tu cuerpo para aflojarlo, aunque sea ligeramente; vuelve a respirar, sobre todo a exhalar, y en cada exhalación suelta y relaja; y saca tu voz con cada exhalación. A veces solo con usar solamente una de las tres claves ya puedes encenderte de nuevo.

Aun estando con el o la mejor amante del mundo estimulándote de la mejor manera posible, es prácticamente imposible que lleguen los orgasmos si tu cuerpo está cerrado energéticamente porque no respiras, no te mueves y cortas tu voz. Y es que **lo más importante no es lo que te están haciendo o cómo te lo están haciendo, sino cómo estás tú y cómo de viva y abierta estás en tu cuerpo.** Y eso está completamente en tus manos.

Respiración, movimiento, voz.
Respiración, movimiento, voz.
Respiración, movimiento, voz.

Repítelas hasta que queden grabadas en ti como un mantra y así las recuerdes de forma automática cuando las necesites.

Ahora veamos por qué son tan importantes cada una de ellas y cómo puedes utilizarlas para expandir tu placer.

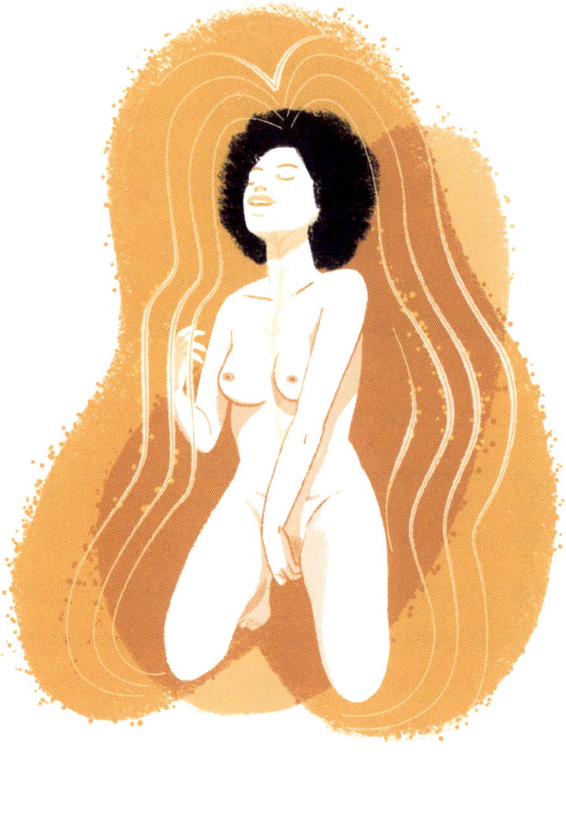

Respiración

Cuando me preguntan «¿Qué puedo hacer para sentir más placer?», me vienen muchas respuestas a la mente, pero si solo tengo unos segundos para responder, siempre digo: **«Respira, por favor, no cortes la respiración».** ¿Por qué? Porque esta tiene el poder de traernos al momento presente como casi ninguna otra cosa, y eso, como hemos visto, es fundamental. Pero además porque es el combustible que aviva nuestro fuego y expande las sensaciones de placer.

Cuando hacemos el amor, a veces nos vamos a la mente, pensando en el pasado o en el futuro, pero es en el cuerpo donde se activa ese placer que tanto quieres sentir. Es muy difícil conectar con él cuando tu mente está divagando entre lo que tenías que haber hecho ayer o necesitas hacer mañana, o cuando te entretienes en ideas sobre lo que está pensando la otra persona de ti, lo que deberías estar haciendo para excitarla, o lo que ella debería estar haciendo para que tengas un orgasmo. Cuando la mente está muy activa, la respiración nos devuelve al cuerpo y al momento presente.

Muchas veces vamos por la vida respirando lo justo para sobrevivir, pero no respirándonos de verdad la vida. Para sentir todo el placer multiorgásmico que hay para ti, es esencial que te abras a respirar de verdad y a sentirte plenamente. **La respiración te llena de vida y cuando estás excitada hace grande y expande cada sensación de placer.** La respiración además afloja tu cuerpo y te hace estar más jugosa y abierta, también en tus genitales, pues ayuda a lubricar de forma natural.

En cada inhalación te llenas de energía y vitalidad, y en cada exhalación sueltas y entregas. La inhalación aviva el fuego de tu excitación, y la exhalación te permite relajar y soltar. De las dos, la más importante es la exhalación, que activa tu sistema parasimpático ventral, el cual, hemos visto, te relaja y te permite acceder a estados orgásmicos maravillosos. Cuando te sientas muy excitada, significa que estás muy llena de vida, así que puedes olvidarte de inhalar, y simplemente exhalar. **El orgasmo es una gran exhalación.**

Hay muchas técnicas de respiración poderosas, y todas funcionan porque la respiración es aliento de vida. La que yo te propongo es la **respiración cíclica o conectada (también conocida como respiración tántrica).** Te la sugiero porque conozco de primera mano lo maravillosa que es y lo mucho que nos ayuda a conectar con el placer. Te explico cómo se hace:

- Tiene un principio básico muy sencillo y es que **no debes hacer pausa entre inhalación y exhalación.** En cuanto la inhalación se acaba, exhala. Y en cuanto la exhalación se acaba, inhala de nuevo. Al no dejar espacio entre una y otra, la mente no tiene por dónde colarse y tu atención permanece en el cuerpo.
- Puedes elegir en cada momento el ritmo al que respiras, solo **procura que tanto inhalación como exhalación sean igual de largas:** si son rápidas, ambas rápidas, y si son lentas, ambas lentas. A medida que te vas sintiendo más excitada, de forma natural se acelerarán, y si en algún momento necesitas bajar el ritmo, siempre puedes hacerlas más largas y profundas.

- **Puedes inhalar por la nariz o por la boca. Yo te sugiero que inhales por la boca,** porque así respiramos cuando nos excitamos. Pero a veces puede sentirse demasiado intenso y puedes tensarte, que no es lo que quieres porque estamos buscando apertura y relajación. Si te pasa eso, inhala por la nariz y baja el ritmo, está perfecto. Cuando te vayas excitando verás cómo pasas naturalmente a inhalar por la boca sin necesidad de pensarlo.
- **La exhalación, en cambio, debe ser siempre por la boca,** es realmente difícil tener orgasmos con la boca cerrada. Así que, si quieres sentir placer, exhala grande, con la boca abierta y la mandíbula relajada. Ten en cuenta que la exhalación es lo que nos permite soltar y entregarnos, y como el orgasmo es una gran entrega, llega con una gran exhalación.

Escucha siempre a tu cuerpo: si te sientes apagada o poco excitada, te falta inhalación. Inhala profundo, llénate de vida y el aire encenderá tu fuego. Si, al revés, sientes que estás muy excitada pero el orgasmo no llega y te sientes tensa, necesitas exhalar para relajarte. Exhala, suelta y entrega.

¡Importante! Esta respiración es una guía, por favor, no te vayas a la cabeza para controlar si haces bien la respiración, porque entonces dejas de sentir el cuerpo. Mientras estés respirando, lo estarás haciendo bien, no le des más vueltas. Cuando nos vamos excitando es muy frecuente dejar de respirar, hacer largas pausas e incluso apneas, sin darnos cuenta. Lo hacemos de forma inconsciente porque respirar más significa sentir más, y eso a veces es vertiginoso. Pero si cortas la respiración, cortas el placer, así que si de repente te das cuenta de que lo estás haciendo, simplemente, vuelve a respirar. Lo importante es que respires.

Movimiento

Darle movimiento al cuerpo es otra de las claves para expandir tu placer. Cuando nuestro cuerpo se mueve con fluidez, la energía se mueve también. En cambio, cuando se queda rígido y paralizado, la energía no fluye y el placer se corta. Si cierras los ojos y llevas la atención al interior de tu cuerpo, te darás cuenta de que tus órganos internos siempre están en movimiento. Incluso mientras duermes, tus pulmones respiran y tu corazón late. La danza interna no cesa. El movimiento es vida. La rigidez, en cambio, nos lleva a lo opuesto. Sin movimiento, el cuerpo se enfría y no hay placer. Tampoco hay sentir.

¿Recuerdas la gacela de la que te hablé cuando te explicaba el sistema nervioso (ver página 57)? Cuando pasa el peligro, la gacela se sacude el cuerpo para liberarse del estrés y poder volver a comer tranquilamente. Es ese movimiento el que regula el sistema nervioso y le permite relajarse de nuevo. Lo mismo nos pasa a nosotros. **La rigidez insensibiliza el cuerpo y lo enfría. El movimiento, en cambio, lo relaja y afloja, lo calienta y lo vuelve esponjoso y más sensible a todas las sensaciones, incluyendo el placer.** Por eso, cuando se trata de disfrutar del sexo, es clave que tu cuerpo tenga movimiento. Además, nos sienta muy bien para despertar nuestra energía femenina y sentirnos más sensuales y eróticas. Si estamos inmóviles, rígidas o sin rango de movimiento en alguna postura durante el sexo, nuestro cuerpo entra en modo supervivencia y en ese estado, como sabes, es muy difícil sentir placer.

No hay reglas sobre cómo tienes que moverte, a qué ritmo o cómo de grande y salvaje o pequeño y sutil debe ser. A veces el cuerpo necesita expresarse con movimientos amplios, otras veces necesita más calma y suavidad. Ahora que estás leyendo este libro, tal cual estás sentada o estirada, prueba a hacer pequeños círculos con la cadera. Notarás enseguida la diferencia entre estar inmóvil y hacer ese pequeño movimiento. Pues de igual forma, si cuando estás teniendo sexo con alguien te quedas inmóvil, o si te estás masturbando y te das cuenta de que estás rígida, muévete un poco, sacúdete y, si es necesario, cambia de posición, lo que tu cuerpo necesite para aflojarse.

Para excitarnos y encendernos, los movimientos circulares y sinuosos de caderas y de espalda nos calientan y nos sientan de maravilla. Cuando la excitación ya es alta, a nuestros cuerpos les encantan los movimientos rítmicos y repetitivos. Juega, siéntete y observa que, si le das espacio, tu cuerpo se mueve sin necesidad de que le digas cómo.

Voz

¿Has notado el increíble paralelismo que hay entre la boca y la vagina? Las dos tienen labios, tienen texturas parecidas en su interior y son una puerta para acceder a tu cuerpo. Pero la relación va más allá de las similitudes anatómicas. Ambas están conectadas energéticamente. Tanto que no es posible que la vagina se relaje si la boca está tensionada. Puedes comprobarlo ahora mismo: inhala suave y exhala por la boca, y mientras exhalas lleva la atención a tu vagina y relájala conscientemente, aflojando también tu suelo pélvico. Hazlo dos veces más. ¿Sientes que se relaja? Y ahora, aprieta tus dientes con fuerza, y vuelve a llevar la atención a tu vagina. ¿Notas cómo se ha tensado al momento? Así de directa es la conexión. No es posible relajar la vagina mientras la boca está tensa, en cambio, cuando la relajas y sueltas la mandíbula, le permites a tu vagina abrirse también.

Cuando, además de abrir la boca y exhalar profundo, te permites emitir sonidos, entonces te estás valiendo de la tercera herramienta para expandir placer: sacar la voz. Al usar las cuerdas vocales de tu garganta, activas el nervio vago, que como vimos llega hasta el cérvix y es uno de los grandes responsables de las sensaciones de felicidad y bienestar, y ese placer fluye por todo tu cuerpo. El cérvix, que está al final del canal de la vagina, está energéticamente conectado con la garganta, que está al final de la boca, por eso siempre que sacas tu voz estás activando el cérvix, esa puerta maravillosa de placer.

La voz es una herramienta muy poderosa para sentir más placer durante el sexo. **El sonido es una vibración que recorre todo el cuerpo y gracias a esta se abren espacios por los que la energía, la excitación y el placer que estés sintiendo pueden expandirse.**

Hay mujeres que tienen muy naturalizado dejar salir la voz. Si eres de ellas, genial. Por favor sigue permitiéndotelo. Si en cambio te cuesta sacar la voz durante el sexo, este consejo seguramente puede ayudarte. No necesitas convertirte en una soprano en la cama, solo date permiso para ir poniéndole sonido a tu placer. Todo vale. Puedes gemir, gritar, aullar o sacar sonidos guturales. Pero puedes también hacer sonidos suaves que sean tan silenciosos como un murmuro, o un «mmm...» de esos que te salen cuando comes algo delicioso. Pruébalo ahora mientras me lees haciendo una «m» sonora. ¿Sientes la vibración en tu cuerpo? Eso es lo que mueve la energía.

Quizás al principio tu mente tendrá mil razones para no hacerlo, del tipo: «Ay, qué pensará de mí esta persona», pero no le hagas caso, esa persona se muere de ganas de verte gozar de verdad. Añade un poco de sonido en cada exhalación y experimenta. El orgasmo ocurre cuando nos atrevemos a saltar de lo conocido a lo desconocido, e igual que gritamos instintivamente cuando saltamos de un acantilado al mar, también es un acto reflejo sacar la voz cuando nos entregamos al orgasmo, pues también estamos saltando al vacío. Permítete hacerlo. **Libera los sonidos auténticos que surjan en ti a cada momento, sin importar si son agudos, guturales, suaves o salvajes.**

La voz de la mujer ha sido silenciada desde hace muchas generaciones. Sacarla no solo nos ayuda a sentir más placer, sino que además es, en mi opinión, una necesidad social, porque es hora de que expresemos nuestros deseos genuinamente, y cómo nos sentimos en cada momento, de forma libre y auténtica, especialmente en la cama.

PRÁCTICA: LIBERACIÓN ORGÁSMICA

Ahora que conoces las tres herramientas que ayudan a mover la energía y expanden tu placer, vamos a ponerlas en práctica. Se trata de que tu cuerpo las entienda y las integre, y así, la próxima vez que estés teniendo sexo, te inspires a usarlas de forma natural. Tómalo como un entrenamiento para ser cada vez más orgásmica. Vas a practicar la respiración cíclica mientras te mueves y sacas la voz, con la intención de permitir que todo lo que sientes en tu cuerpo pueda expandirse. Primero lo podrás hacer sin tocarte y verás que la energía sexual se despierta y te excitas y sientes calor en tu cuerpo sin necesidad de estimularte. Luego podrás seguir practicando mientras te tocas, dejando que la excitación se expanda aún más. Diviértete experimentando en este camino a liberar tu potencial orgásmico.

Sigue el link de este código QR para ir a la práctica:

LA ENERGÍA SEXUAL Y LOS ORGASMOS EXPANDIDOS

A estas alturas no sé cuántas veces he escrito ya la palabra «energía» en el libro. Muchas, porque no puedes elevar tu potencial orgásmico sin mover tu energía sexual. Es complejo hablar de ella porque es eso que no ves y que no puedes tocar, pero sí la sientes y la percibes. Piensa en todas esas veces que has entrado a un lugar y te has sentido incómoda sin saber por qué. O al revés: en esas ocasiones en que entras a un espacio y, de repente, te sientes relajada, renovada o alegre, como en casa. Lo que te provoca esas reacciones no es nada que puedas ver o tocar, pero sí *algo* que puedes sentir claramente. Es algo que no percibes con tu cuerpo físico, sino con tu cuerpo energético. Es algo intangible y, sin embargo, no lo puedes negar. La sensación es real. Si sabes a lo que me refiero, es imposible que no creas en la energía.

Cuando tenemos sexo y nos excitamos, no solamente se activa nuestro cuerpo físico, sino también el energético. Cuando te excitas, la energía se manifiesta de muchas maneras: el calor que sientes o el cosquilleo que te recorre. A veces la energía es más eléctrica, a veces es una vibración más sutil. Otras veces, es tanta la energía que se mueve que provoca movimientos físicos involuntarios que sí llegas a ver: temblores en las manos, piernas o pelvis, o movimientos o espasmos de la espalda. Todo eso es energía recorriendo tu cuerpo.

Al tener sexo en pareja, se produce, además, la unión de dos campos energéticos. Si sientes tu cuerpo relajado y te sientes entregada, es porque estás en resonancia con la otra persona. Cuando, por el contrario, te sientes incómoda, como que la cosa no fluye, seguramente tu pareja también lo siente, porque los campos energéticos se comunican. Si eso ocurre, no tiene ningún sentido ignorarlo, porque la energía es poderosa. Aunque sigáis intentando excitaros a nivel físico, si la energía no fluye, podréis sentir placer, pero no será muy extático.

¿Verdad que si frotas tus manos, enseguida puedes sentir el calor de la fricción? Cuando estás teniendo sexo, contigo o en pareja, en tu cuerpo y en tus genitales pasa lo mismo: la energía se activa con la fricción, el roce y la estimulación, que te encienden, y, si lo permites, esa energía puede liberarse y expandirse por todo tu cuerpo en forma de orgasmos expandidos.

Como vimos, a diferencia de los orgasmos de descarga, los expandidos son orgasmos mucho más energéticos que elevan la excitación y liberan la energía sexual expandiéndola por todo el cuerpo. Ya has aprendido a usar la respiración, el movimiento y la voz para que la energía se mueva y tu cuerpo se sienta vivo. Ahora, para que los orgasmos expandidos se den, lo que necesitas es tener abierto tu canal energético, el que recorre tu cuerpo desde el cérvix hasta la coronilla por la columna vertebral, para que toda esa energía se mueva elevándose a través de él. **Los orgasmos expandidos de cuerpo entero son orgasmos energéticos que se dan cuando la energía sexual puede elevarse y circular libremente por tu canal energético.**

En realidad, el movimiento natural de la energía en el cuerpo de la mujer siempre es el de elevarse. Cuando estás excitada, caliente, con tu vagina esponjosa y fuego en tus genitales, de forma natural esa energía, ese calor, tiende a subir, de la misma forma que el calor de la calefacción en una habitación sube. Por eso digo que **las mujeres somos de forma natural multiorgásmicas, porque en nosotras, siempre que el canal está abierto, la energía sube y se expande por el cuerpo.**

Pero entonces me dirás, ¿y por qué yo no siento esa expansión, si tan natural es? Y la respuesta es que muchas veces nuestro canal está obturado en diferentes lugares. La energía quiere subir, pero no puede porque se encuentra el camino medio cerrado y solo sube una pequeña parte. Pero podemos, con nuestra intención y práctica, ir abriendo el canal energético, para que la energía encuentre más espacios y se expanda más fácilmente.

Para ayudarte a abrir tu canal energético, te propongo que hagamos juntas una práctica que para mí es imprescindible, y una de mis preferidas: el círculo de placer. Es un entrenamiento esencial para abrirte a que los orgasmos expandidos de cuerpo entero se den con facilidad. Te ayuda a pasar de esa sexualidad genital en la que la atención está puesta en la excitación localizada, a esa sexualidad más energética en la que la magia ocurre cuando la excitación circula por todo tu cuerpo. Estimular los genitales pasa a ser una forma de encender nuestro fuego y despertar nuestra energía para que mucha más magia ocurra cuando todo ese placer inunde nuestro cuerpo entero.

Esta práctica está basada en una de las prácticas taoístas más reconocidas, llamada la órbita microcósmica, que usaban para purificar la energía, pues, según el Tao, esta es más burda cuando está en nuestros genitales y se va sublimando a medida que respiramos y la hacemos circular, para que llegue a la mente, a la consciencia, purificada. Con esta sabiduría milenaria que sabía cómo refinar la energía sexual, pude aprender a moverla a través de mi canal energético, y aunque los taoístas lo hacían para mantener el cuerpo sano y vital, a mí sus enseñanzas me permitieron expandir mi capacidad de sentir orgasmos más allá de lo que conocía, y espero que también te ayude a ti.

PRÁCTICA: EL CÍRCULO DE PLACER

Con esta práctica vamos a hacer circular la energía y a disfrutar del movimiento. Consiste en poner intención en subir la energía desde tu vagina, desde tu cérvix, hasta tu coronilla y después bajarla, creando un círculo que vas a ir repitiendo. Para elevarla, has de poner la intención en que suba por tu columna vertebral, o por dentro de tu cuerpo, y cuando llega a la coronilla pones la intención en sentir que baja por delante de tu cuerpo, como si fuera una ducha que cae delante de ti y que vuelve a entrar en tu vagina, completando el círculo para elevarse de nuevo. En ese subir y bajar, tu cuerpo se convierte en un círculo de energía, placer y vitalidad.

Por supuesto, es clave que recuerdes usar la respiración, el movimiento y la voz como ya has practicado. Con la respiración cíclica, sube la energía desde el cérvix en cada inhalación y bájala desde la coronilla en cada exhalación. A la vez que mueves tu cuerpo —incluso puedes mover las manos para ayudarte dibujando el círculo—, y sacas la voz con cada exhalación.

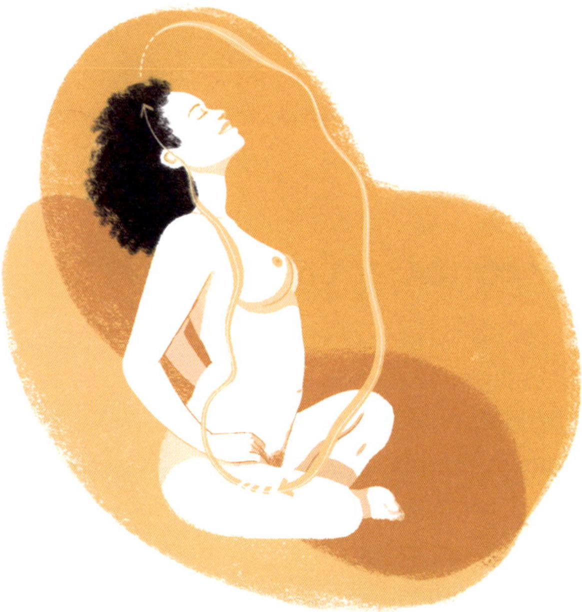

En la práctica te guío primero a hacer círculos pequeños y a ir agrandándolos poco a poco, a medida que la energía va abriendo el canal, hasta llegar a hacer el círculo de placer completo, del cérvix hasta la coronilla. **Esta práctica es muy orgásmica cuando tenemos el canal completamente abierto,** pero también puede despertarnos todo tipo de emociones como llanto o rabia cuando la energía encuentra el canal obturado y lo tiene que ir abriendo. Bienvenidas son siempre todas esas emociones que cuando se liberan van abriendo el canal y crean espacio en nuestro cuerpo para que la energía fluya y seamos más orgásmicas.

Puedes probar a hacer esta práctica sin estar excitada, y te sorprenderá la cantidad de energía sexual que puedes movilizar.

Por supuesto, la puedes practicar también estando excitada para expandir tu placer. Como siempre, se trata de un entrenamiento para que cuando estés haciendo el amor la recuerdes, respires, hagas circular la energía y seas mucho más orgásmica.

Cuando lo hagas, es importante que recuerdes exhalar y bajar la energía. ¿Alguna vez te ha pasado tener dolor de cabeza después de tener sexo? Ahora ya sabes por qué: la energía había subido hasta tu cabeza, pero no había bajado. Es importante completar el círculo y volver a bajar la energía con la exhalación, para que el sistema nervioso esté regulado y te ayude a sentir más placer.

Recuerda, no va de esforzarte, sino de poner intención y dejar que la energía encuentre su camino natural.

Sigue el link de este QR para ir a la práctica:

ENERGÍA FEMENINA Y MASCULINA

Seguramente alguna vez has escuchado hablar del Yin y el Yang como esos opuestos que se complementan. El origen es taoísta y, efectivamente, se refiere a las dos fuerzas opuestas e inseparables que se atraen y complementan y que se encuentran en todas las cosas. En nosotros, según el Tao, el Yin es el principio femenino y el Yang el masculino. Por supuesto, no se refiere al hombre y a la mujer, sino a esa polaridad femenina-masculina que todos tenemos dentro.

La energía masculina es la fuerza, la acción, la dirección. La que nos permite ir hacia lo que deseamos, la que nos impulsa a llevar a cabo nuestros proyectos y lo que nos proponemos. Su naturaleza es ir hacia algo. La energía femenina, en cambio, es la que recibe, su cualidad es magnética, atrae. Es también la que gesta, crea, nutre, sostiene y da vida. Su naturaleza es receptiva y creadora. Cuando dejamos que nos llegue la inspiración, ideas y creatividad, estamos recibiendo desde el femenino; cuando con esas ideas nos ponemos un objetivo y con decisión vamos hacia él, estamos usando la energía masculina. En algunas de nosotras predomina la energía femenina y en otras la masculina, y todo está bien, porque nuestras naturalezas son variadas. Pero vamos a ver cómo eso puede afectar a tu capacidad para conectar con el placer.

En el sexo y en el proceso de excitarte, **la energía Yang es como un fuego ardiente, mientras que la energía Yin es más agua, está conectada con las emociones, con la profundidad del océano.** Cuando el fuego se enciende, la excitación es inmediata, como cuando se enciende una cerilla. El agua, en cambio, tarda en calentarse, pero una vez que lo hace puede seguir hirviendo por mucho tiempo, no se apaga de un soplido, como sí ocurre con el fuego. Cuando te das el tiempo que necesitas para que tus aguas se vayan calentando poco a poco, te haces un gran regalo, porque permites a tu parte femenina abrirse, a su ritmo, para recibir placer. Esto lo puedes sentir también en tus genitales: el clítoris es la parte más Yang de tus genitales, por eso cuando lo tocas te enciendes muy rápido; mientras que la vagina tiene una cualidad más Yin y por eso necesita más tiempo para abrirse.

Si en la cama eres una mujer muy conectada con tu parte femenina, con tu Yin, celébrate, porque significa que de forma natural eres muy receptiva, sensible y te abres a recibir placer escuchando tus ritmos. Seguramente habrás sentido alguna vez que deberías estar excitándote más rápido, pero eso es solo porque la sexualidad que nos han enseñado es extremadamente masculina y basada en la acción. Sigue respetando y pidiendo los ritmos que necesita tu cuerpo en cada momento. Conectar con nuestra energía femenina es clave para abrirnos al verdadero placer.

Si, en cambio, en ti predomina la energía masculina, quiere decir que te excitas con facilidad, que tu fuego y tu deseo se encienden rápido, y eso es maravilloso. Tu Yang también te ayuda en tu vida a lograr con facilidad aquello que te propones, tus deseos arden en ti y te llevan a tomar acción. Conozco bien a este segundo grupo, porque formo parte de él, y por supuesto debemos celebrar nuestra naturaleza. Pero a veces, en la cama, un exceso de Yang no nos permite rendirnos a recibir todo el placer disponible. Si a menudo te encuentras en la cama dando y haciendo o llevando el mando, puede que te estés olvidando de tu parte femenina que necesita recibir. En ese caso, te invito a que hagas un experimento: intenta hacer menos la próxima vez. Permítete descubrirte desde un lugar más pausado —que no pasivo—, más receptivo, menos activo, más sensorial, sensual y sensitivo. Ve un poco más despacio. El ritmo lento despierta partes de tu cuerpo y sensaciones que la acción sin parar no te permite percibir. Ríndete a tu energía femenina, deja de controlar, de hacer, de ir a por lo que buscas y permite que llegue a ti, recibe, siente en cada poro de tu piel y conéctate con tu corazón. **Deja que tu fuego interno se haga brasa para que tus aguas, tu energía femenina, puedan mantenerse calientes.**

Energía	Femenina (Yin)	Masculina (Yang)
Elemento	Agua	Fuego
Naturaleza	Recibir	Dar, hacer
Movimiento	Circular, sinuoso y lento	Dirigido, recto, hacia afuera
Cualidad	Oceánica. Profunda, tierna, amorosa, sensible, abierta, magnética, conectada con su sentir y su corazón.	Ardiente. Decidida, proactiva, clara, enfocada a la acción, dirigida, conectada con su instinto.
En exceso	Se puede volver pasiva.	Se enfoca en el hacer.
En equilibrio	Está abierta y receptiva al placer y el gozo.	Está conectada con el deseo y sabe ir a por lo que necesita.

En mi camino de crecimiento sexual, el placer verdadero lo descubrí cuando salí de mi polaridad masculina y me permití entregarme a la energía femenina, a la vulnerabilidad enorme de perder el control: dejar de hacer, atreverme a sentir y a recibir. Ahí es donde pude dejarme tomar por la excitación y llegar a niveles de placer que nunca imaginé. Es clave dar espacio a ambas energías, buscando el equilibrio entre el Yin y el Yang. Te invito a que tú lo pruebes también y recuerda: **eres ardiente como el fuego y profunda como el océano.**

LA ENERGÍA KUNDALINI

Como hemos dicho, el Tantra y el Tao entienden que la energía sexual es sagrada. Siempre que estamos excitadas entramos en conexión con esa energía divina universal. Sin embargo, muchas personas desconocen su potencial y cómo puede ser beneficiosa y sanadora para nuestras vidas. Tener una sexualidad consciente pasa por entender qué es lo que realmente estamos moviendo, activando y compartiendo cuando nos damos placer o hacemos el amor con otra persona: la capacidad de conectar con una consciencia superior a través de la energía sexual. Corrientes como el yoga, el hinduismo o el Tantra se refieren a la energía sexual con el nombre de Kundalini y la consideran la energía primordial, vital, como el potencial latente que hay dentro de ti.

Las enseñanzas dicen que la Kundalini es nuestra poderosa fuerza vital dormida y la representan como una serpiente enroscada en la base de la columna (de ahí su nombre, que en sánscrito significa «la enroscada»). Dicen que cuando la serpiente despierta, se eleva y se extiende por toda la columna hasta la cabeza, activando la sexualidad, la consciencia, la vitalidad y la creatividad. Siempre que te excitas y sientes gozo, tu energía sexual está en movimiento, pero cuando la Kundalini despierta, el flujo de energía que se activa es mucho mayor, lo que nos permite acceder a estados expandidos de consciencia. Despertar ese potencial dormido es muy poderoso, ya que, además de ayudarnos a sentir más placer, eleva también nuestro potencial como seres humanos.

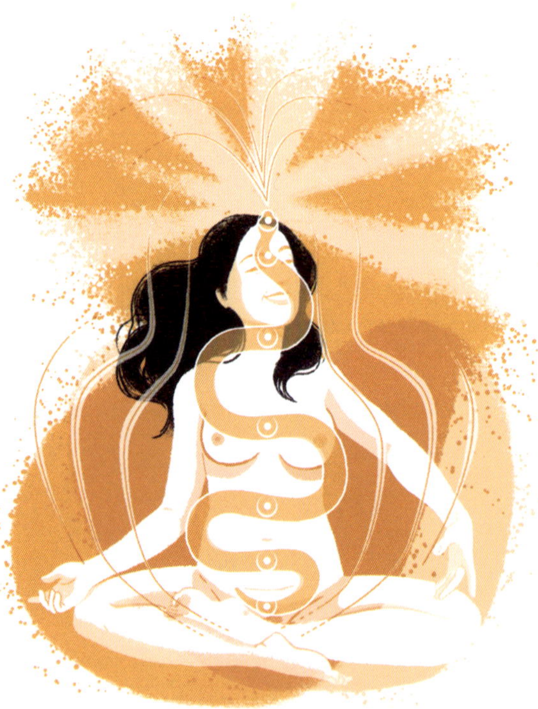

No es casualidad que la Kundalini esté representada por una serpiente, símbolo de sanación, que todavía hoy se usa en el mundo de la medicina y la farmacia. **La serpiente simboliza el poder de sanación que tiene la energía sexual,** tal como sabían tan bien los taoístas, que usaban sus prácticas para sanar el cuerpo y mantenerlo joven y vital. La serpiente muchas veces nos genera temor, pero en realidad es nuestra fuerza vital indomable, nuestro enorme poder, ese que han querido suprimir adoctrinándonos con miedo hacia nuestra sexualidad.

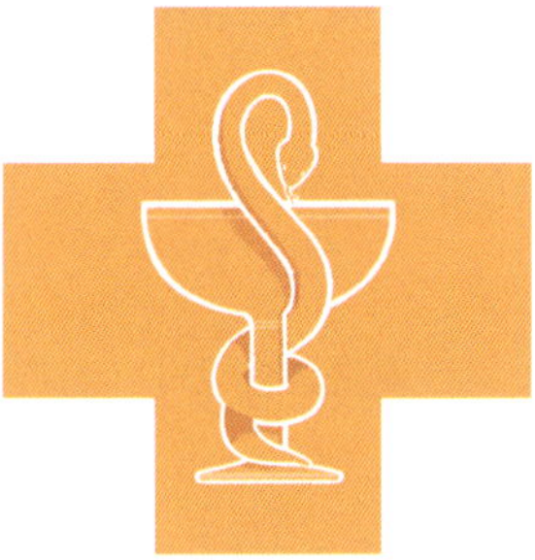

El despertar de la energía Kundalini es un despertar energético que se puede experimentar de muchas maneras, pero siempre es un movimiento energético fuerte sobre el que no tienes control, que tiene vida propia. Es como si de repente el canal por el que circula tu energía aumentara de diámetro, lo que multiplica las sensaciones, los movimientos y también el placer. Se puede manifestar de formas muy variadas, pero no puedes provocarlo ni tampoco controlar de qué forma se manifiesta. **El despertar de la Kundalini es algo que ocurre de forma espontánea y que está relacionado con la apertura del cérvix, porque cuando tu cérvix se abre energéticamente,**

la serpiente puede subir por la columna. Cuanto más respires, más abras tu canal energético, más consciencia lleves a la energía moviéndose en tu cuerpo y más intención pongas en dejarte tomar por ella, más fácil será que ocurra.

La primera vez que me ocurrió, sentí un gran fuego subiendo a gran velocidad por mi espalda y explosionando en mi cabeza para luego volver a bajar por mi columna. Fue como tener un orgasmo en la cabeza, por un segundo mi cerebro se convirtió en luz intensa. Por dos años intenté sin resultado volver a vivirlo, hasta que me rendí y entendí que había tenido una experiencia que no se fabrica, sino que la vida nos regala. Cuando ya había olvidado el tema, un día, practicando yo sola la respiración cíclica que te he compartido en la página 137, sin estar ni siquiera tocándome, solo respirando, sentí temblores por todo mi cuerpo o, mejor, sentí que mi cuerpo era *tomado* por los temblores. Fue una experiencia mucho más larga e intensa que la primera, los temblores no paraban, desde los pies y piernas hasta la columna entera, brazos y cabeza. Era una energía muy orgásmica, por supuesto, pero más allá del placer que sentí en todo el cuerpo, lo más potente fue la sensación de sentirme y *saberme* muy viva.

Hoy en día puedo sentir como la Kundalini está muy abierta y presente en mí, y es una gozada. Pero en este camino de apertura he vivido muchas cosas sorprendentes que a momentos eran desconcertantes, como los temblores o movimientos extraños que hacía mi cuerpo, o mi cara, como por ejemplo sacar la lengua. Hoy sé que es normal que ocurra, y aunque no es fácil para mí hablar de esto, te lo cuento porque estás en la búsqueda de profundizar en tu placer y puede que experimentes la fuerza de esta energía. Es innegable que este viaje puede ser una experiencia abrumadora, pero es increíblemente transformadora y gozosa. Así es que no te asustes ni te cortes si te ocurre. Si tu cuerpo tiembla, déjalo temblar, déjalo moverse, deja que haga lo que quiera hacer, no te estás volviendo loca, no lo pares, solo es que estás muy viva.

5

SÍ, SÍ, SÍ

Cuando decimos que queremos tener más orgasmos, en realidad lo que estamos diciendo es que queremos sentir más placer. ¿Y por qué? Pues porque anhelamos esa sensación de soltar el control y desaparecer por unos instantes, dejar de sostener la vida (el trabajo, las relaciones, la familia) y sentirnos sostenidas por ella, aunque sea solo por esos momentos. No me canso de repetirlo, **el sexo y el placer son una invitación a soltar el control, rendirnos y entregarnos a la existencia.** ¡Y qué inmenso placer cuando sucede! Sin embargo, es curioso que esa rendición que tanto anhelamos y que es tan necesaria para que los orgasmos se expandan por nuestro cuerpo sea seguramente la fase más difícil en este camino de placer.

La imagen que a mí más me ayuda para entender esta idea de rendición es la de alguien saltando desde un acantilado al mar. Cuando yo era pequeña, recuerdo estar en una playa de mi querido mar Mediterráneo en la que había unas rocas que a mí me parecían altísimas y desde las que saltaban muchos niños. Yo tenía muchas ganas de saltar también, pero cuando me acercaba al borde de las rocas, mis piernas se quedaban paralizadas y acababa dando marcha atrás porque sentía la presión de los otros niños esperando. A la emoción, ilusión y adrenalina que sentía, se le oponía una fuerza igual de potente: la del vértigo y el miedo a saltar a lo desconocido. Recuerdo a mi

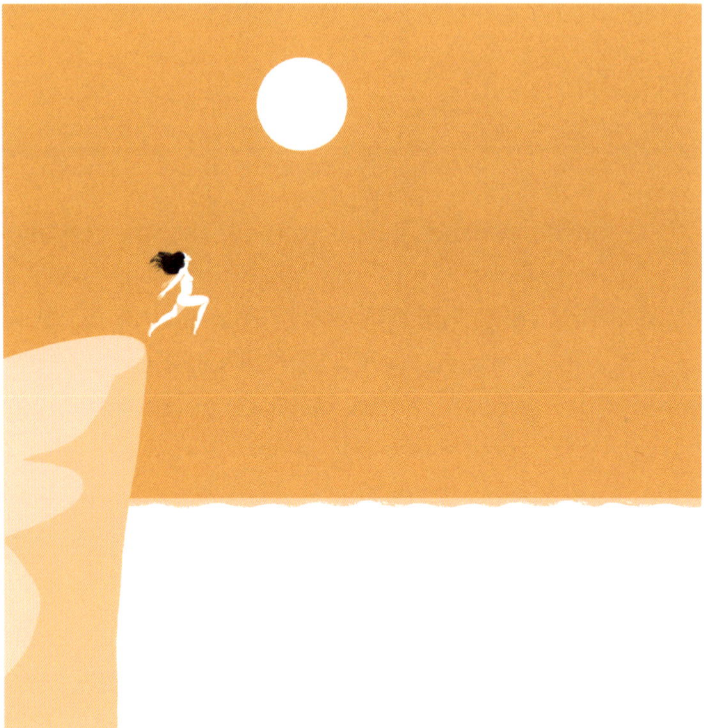

hermana mayor, en quien yo confiaba plenamente, con su infinita paciencia, acompañándome al borde de las rocas y diciéndome: «Tranquila, estoy aquí contigo, no te puede pasar nada, te va a encantar, puedes hacerlo». Y gracias a sus palabras, sintiéndome más confiada y segura, por fin ocurrió: tomé la decisión, me acerqué al borde y ¡salté!

La magia del salto es que solo necesitas dar el primer impulso porque en cuanto estás en el aire ya no hay nada más que hacer, solo sentir la emoción de volar y la alegría de tocar el agua. Con el placer y los orgasmos pasa lo mismo: para sentirlos solo tenemos que tomar la decisión de dejarnos caer, a pesar del vértigo y la impresión de la caída. Una vez lo hacemos, el resto ocurre solo. Ya no hay nada más que hacer, solo sentir y disfrutar.

Entre estar en el borde del acantilado con las piernas paralizadas y estar en el aire dejándote caer solo hay un instante, el que necesitas para decirte «¡sí!». Igual de cerca estás de los orgasmos que anhelas cuando estás muy excitada, a un instante de dejarte caer. **Soltar el control es una decisión. Un acto de fe y de confianza.** Un «SÍ» a la vida que te permite relajar el cuerpo y dar el salto a un mar de placer infinito. En este capítulo exploraremos algunas ideas y herramientas que nos permiten hacer justamente eso y rendirnos al éxtasis.

SENTIRTE A SALVO ES CLAVE PARA EL PLACER

Desde el momento en que te empiezas a excitar, y mientras las sensaciones y el placer van aumentando, estar relajada te ayuda a que el cuerpo se abra a más y más sensaciones. Pero cuando la excitación ya es muy alta y puedes sentir la tensión, entonces se vuelve imprescindible, porque si no el cuerpo se contrae y el control toma las riendas y corta el placer. Sabemos que el sistema nervioso responde de forma instintiva queriéndonos proteger de posibles amenazas, y sentirse al borde de un acantilado a punto de saltar al vacío fácilmente puede hacer saltar las alarmas. Por eso el paso que has de dar para ser más orgásmica es este: **enséñale a tu cuerpo que es seguro sentir placer, que no hay ningún peligro.**

Igual que en aquellas rocas fueron las palabras de mi hermana las que me tranquilizaron lo suficiente para saltar, en el placer, nosotras podemos ser esa voz familiar amorosa e incondicional que nos da confianza y seguridad. Conviértete en tu mejor aliada, repítete «estoy a salvo», «no hay ningún peligro, solo estoy excitada» y enséñale a tu sistema nervioso que, en el sexo, no te tiene que proteger por muy vertiginoso que se sienta. Entrénalo para que sepa que puede entregarse a una experiencia que no controla y a la vez sentirse a salvo.

Cómo hacerle sentir a tu cuerpo que estás a salvo

Esta es una herramienta muy simple y poderosa que puedes usar cuando sientas contracción o tensión estando excitada. Háblale a tu cuerpo y hazle saber que estás a salvo. Lo que sientes es un reflejo de un aspecto inconsciente que no quiere soltar las riendas y entregarse al placer porque tiene algún miedo. Cuando le hablas a tu cuerpo, le estás hablando a esa parte de ti que responde de forma automática para protegerte. Haz una pausa y usa alguna o varias de estas frases para hacerle saber que no hay peligro:

- *Está todo bien.*
- *Estoy a salvo.*
- *No hay ningún peligro.*
- *Solo es sexo.*

- *Solo estoy sintiendo placer, solo es placer, no corro ningún peligro.*
- *Gracias por avisarme, por quererme proteger, pero, mira, estoy a salvo.*
- *Sí, Sí, Sí.*

Puedes llevarte una mano al pecho mientras las dices, eso da mucha seguridad emocional, y sonreír, al hacerlo tu cerebro se siente inmediatamente a salvo. Puedes usar estas frases junto con la práctica de contracción-relajación que hicimos en el capítulo 2. Es importante que no pongas ninguna expectativa más que la de dejar que tu cuerpo se abra y se relaje. A veces se relajará y querrá descansar, otras, se relajará y sentirá ganas de seguir excitándose desde ese nuevo lugar. Las dos cosas están bien, se trata de sacar al cuerpo de una contracción que ya no permite más placer. Cuanto más lo aprenda, más a salvo se sentirá.

Sentirse a salvo es, pues, imprescindible para poder entregarnos al éxtasis orgásmico. Por eso cuando tenemos relaciones con alguien es crucial ser conscientes de nuestras emociones alrededor del encuentro y de la persona con la que estamos. Necesitamos sentirnos seguras con la persona con la que tenemos sexo, por supuesto físicamente, pero también emocionalmente. Son muchas las formas en las que nos podemos sentir inseguras emocionalmente en nuestras relaciones. Puede pasar, por ejemplo, si tú quieres una relación estable, pero no sabes si la otra persona quiere lo mismo. O si alguna pareja ha criticado algo de tu cuerpo, aunque fuera sutilmente, o se ha reído de tus gemidos y ahora temes expresarte de forma auténtica en la cama. O si alguien te fue infiel y sentiste el dolor de la confianza que se rompe. ¿Ves por dónde voy? Hay tantos ejemplos como interacciones tenemos, y el sexo es un espacio en el que somos especialmente sensibles. Si te sientes insegura, con vergüenza o tienes miedo de que te hagan daño, el cuerpo activa el aviso de posible peligro, y aunque no haya ningún depredador real acechándote, emocionalmente no te sientes a salvo, y por eso te es mucho más difícil entregarte a gozar de verdad y dejar que lleguen los orgasmos.

Para enseñarle a tu cuerpo que es seguro sentir placer, es muy importante tener sexo con personas con las que te sientas segura. Que te traten con respeto, que te hagan sentir cómoda y a quienes puedas pedir lo que necesitas a nivel emocional, antes, durante y después de tener sexo. En otras palabras, **es fundamental que tu pareja sexual sea un lugar seguro para ti y que puedas expresarte auténtica, libre y tal cual eres a su lado.** Cuando te sientes a salvo emocionalmente con la persona con la que tienes sexo, es mucho más fácil entregarte y dejarte caer al mar.

La seguridad es tan importante para el placer que hasta en las prácticas BDSM (bondage, dominación, sumisión y masoquismo), en las que se juega con la dominación y el dolor, siempre hay una palabra de seguridad o algún gesto o clave que puede utilizar la persona dominada para expresar que se está sintiendo incómoda y detener el juego inmediatamente. No voy a hablar de estas prácticas, porque a nivel personal no me interesan. Es verdad que el placer y el dolor activan áreas similares en el cerebro y eso puede traer goce, pero para mí el placer que trae la apertura y relajación del cuerpo es incomparable, además de aportar un bienestar profundo a mi ser. Solo te las menciono aquí para que veas que, incluso este tipo de prácticas extremas se basan en la seguridad y confianza total, porque cuando estás en terreno seguro, puedes jugar a lo que quieras, incluso a cosas aparentemente más arriesgadas que te resulten excitantes. Por ejemplo, que tu pareja te ate puede desencadenar una excitación acelerada en tu cuerpo y, a la vez, ante la imposibilidad de «escapar», que tu cuerpo se rinda y sueltes el control con más facilidad. En ese caso sabes que el peligro es superficial, que estás jugando desde la confianza total, y te sientes tan segura que tu cuerpo y tu sistema nervioso no hacen saltar ninguna alarma.

HACER MENOS, SENTIR MÁS

Hemos dicho que soltar el control es una decisión, la de dar ese salto para dejarse caer. Implica, pues, dejar de hacer y entregarnos a sentir. Nuestra alma anhela que a través del sexo y del placer lo soltemos todo por unos instantes y nos liberemos de vivir en el hacer y hacer constante. El dicho de «menos es más» es completamente cierto para el sexo. Cuando bajas el ritmo logras estar más presente y tu sensibilidad aumenta. A veces lo más pequeño, un roce, una caricia o un susurro, es lo que más nos excita. De hecho, **el placer se expande en lo sutil, cuando haces menos y te permites sentir más.** Esto no siempre es fácil porque experimentar y sostener el placer mientras aumenta puede ser algo abrumador, pero es a la vez eso que tanto deseamos.

Enfocarte en el *sentir* es una actitud que multiplica el placer. Ahora mismo, mientras lees el libro, puedes hacer una pausa de unos segundos y con una mano acariciarte suavemente la otra unos instantes. Prueba a cerrar los ojos y sentir el tacto de los dedos en tu mano. Cuando llevas tu atención y curiosidad, las sensaciones se multiplican. Tienes el poder de sentir más solo enfocándote en ello. ¿Te das cuenta? Cuando estás teniendo sexo, las sensaciones que se despiertan en toda tu piel, y también en tu vulva y en tu vagina, se multiplican cuando llevas a ellas tu atención.

Cuando te sientas excitada, y sientas calor despertándose en tus genitales, conviértete en esas sensaciones. Al hacerlo, dejas de ser espectadora, dejas de ser esa voz que retransmite lo que está ocurriendo, para convertirte toda tú en lo que es placentero. **Sumérgete en las sensaciones, conviértete en ellas, relájate en ellas, y usa la respiración para que se hagan más y más grandes. Cuanto más amplías tu capacidad de *sentir*, más placer puedes experimentar.** Si te están tocando o estimulando sutilmente, deja que se haga grande. Las microsensaciones son poderosas porque para sentirlas hay que centrar nuestra atención en ellas, y eso nos hace estar presentes. Los cambios de intensidad y presión también acaparan nuestra atención y multiplican las sensaciones, así que toca y pide ser tocada alternando entre la fuerza y la suavidad; es una maravilla para el cuerpo.

El sexo es en realidad una meditación en movimiento de las sensaciones. Es un vaciar la mente para entrar en un trance maravilloso de placer y de escucha profunda en la que cada sensación nos expande y nos hace sentir cómo nuestro cuerpo se mueve solo. El sexo se convierte en una danza meditativa, fluida y orgánica. En pareja, los cuerpos se entrelazan en caricias y excitación, sintiéndose el uno al otro, descubriendo cuál es el siguiente movimiento de forma orgánica y natural. **El fuego de la excitación lleva a los cuerpos a moverse intuitivamente en una danza de placer y sensaciones.**

Llevar tu atención al sentir no solo abarca las sensaciones físicas, sino también todas las emociones que aparecen durante el sexo. La clave es la misma: usa la respiración y permite que se hagan grandes. La palabra emoción viene del verbo en latín *emovere*, que significa «en movimiento», y es que las emociones son energía que se mueve. Cuando respiras en ellas y les das vida, crecen y se transforman. Por eso es clave acoger todas las que aparecen en esa maravillosa montaña rusa emocional que nos trae la sexualidad.

Llantorgasmo, risaorgasmo

¿Te ha pasado alguna vez que estás teniendo sexo y te viene una tristeza inexplicable y muchas ganas de llorar? Es natural, de hecho, es lo más natural del mundo. Cuando estás presente en tu cuerpo y te das permiso para sentir, se despiertan muchas emociones. Es señal de que estás viva. **Hacer el amor es desnudarse, física y emocionalmente, es un momento de máxima vulnerabilidad.**

►

Así como esas ganas de llorar son naturales, también es común que al conectar con la tristeza pienses: «Uy, esto no puede ocurrir ahora, no puedo llorar, estamos teniendo sexo, qué va a pensar de mí». Pero sí puedes. No solo eso, sino que es un gran regalo que te des el gusto de llorarlo todo. Ni siquiera necesitas saber por qué lloras, solo necesitas darle espacio. Que lo permitas es una gran liberación para el cuerpo.

Si intentas reprimir o cortar el llanto, el cuerpo va a reprimir también el placer, porque el cuerpo no puede contener una única emoción. Si le pides que no sienta tristeza, dice: «Entendido, no tengo permiso para sentir». **Para sentir más placer, tienes que abrirte a sentirlo todo.** Y todo es todo, incluida la tristeza.

Igual que cuando crece la excitación llega el orgasmo, yo **te invito a que dejes que el llanto recorra tu cuerpo y se convierta en un llantorgasmo y disfrutes de la liberación.** Llorar, además, es una de las formas que tiene el sistema nervioso de autorregularse, de calmarse, así que luego te será mucho más fácil sentir placer, con el cuerpo mucho más ligero.

Haz lo mismo con todas las emociones. **Si lo que te viene es risa, deja que esa carcajada crezca y se exprese totalmente, conviértela en un orgasmo de risas.** No creas que si ríes puedes parecer demasiado histriónica o poco sensual. La risa te hace sentir viva y alegre, es vibración por todo tu cuerpo y es conexión con la vida y con el disfrute. Es señal de un sistema nervioso regulado y en total bienestar. Así que tampoco la reprimas.

La clave siempre es dejar que todas las emociones se hagan grandes, y después de una vendrá otra, también el gozo y el éxtasis más elevado. Te puedes sentir vulnerable, porque pueden llegar oleajes de emociones de todo tipo, pero permítete expresarlas y darles vida, y rompamos con las ideas de lo que debe o no pasar durante el sexo para entregarnos a la verdad de lo que sucede. Cuando lo haces, disfrutas de un sexo real y auténtico con momentos de intimidad muy profunda. En pareja, es muy hermosa la complicidad que se genera cuando eres sostenida en el llanto, y nada une más que compartir carcajadas y felicidad. Al permitirte vivir una sexualidad más genuina, le abres una puerta enorme al placer.

LA GRAN PARADOJA: «PARA, PARA, NO PUEDO MÁS»

Dime si te ha pasado esto alguna vez: estás caliente, excitada, vibrante, las sensaciones se multiplican, la excitación va subiendo y subiendo, te sientes a punto de dar ese salto al vacío de placer, pero de repente te abrumas, es demasiado y dices: «¡Para, para, para, no puedo más!». Esta es la paradoja que vivimos muchas mujeres en el sexo: por un lado, queremos sentir más placer y, por otro, muchas veces sentimos una necesidad imperiosa de parar. Estamos sintiendo tanto que no podemos sostenerlo. Si estamos en pareja, le pedimos a la persona que pare, o nos movemos para que la estimulación sea menos intensa; y si nos estamos dando placer, bajamos la intensidad.

La pregunta que nos interesa es ¿por qué paramos cuando estamos sintiendo «demasiado»? Pues porque al soltar el control sentimos un vértigo tremendo y sabemos que, si continuamos, lo vamos a perder por completo. Vamos, que nos da miedo rendirnos. Pero esto que tanto tememos es lo que necesitamos para vivirnos más orgásmicas. Lo cierto es que la mayoría de las veces que llegamos a ese estado es cuando la excitación ha subido muy rápido, con mucha tensión, y nuestro cuerpo se ha contraído tanto que el sistema nervioso ha entrado en alerta y esa descarga que iba a llegar se ha cortado. La forma de salir de ahí es relajarnos, y la frustración o el enfado no ayudan, así que más bien podemos reírnos de esta paradoja entre querer soltar el control y no atrevernos, porque la risa también relaja.

Cuando dices «Para», tu cuerpo se contrae, recibe la instrucción de un «no» y entonces se cierran las puertas del placer, cuyo mantra es «Sí». Pero en ese momento, tú puedes tomarte una pausa para relajar tu cuerpo, exhalar y tomar la decisión de decirte «¡Sí!» y devolverte al camino del placer.

El «sí» y el «no» están grabados en nuestro cuerpo de forma muy profunda. De pequeñas nos dijeron infinidad de veces «No toques eso», «No subas ahí», «No digas esto», «No señales con el dedo», etcétera, y con cada «no» nos fueron domesticando. Cuando no podíamos comer esa galleta, nuestro cuerpo se encogía. Cuando al fin sí podíamos salir a jugar, nuestro cuerpo se expandía. **La palabra mágica «¡Sí!» nos da permiso y nos conecta con la libertad, y en el sexo, es el mantra que expande el cuerpo y abre todas las puertas del placer.**

Te invito a que digas «Sí» a todo lo que sientes mientras tienes sexo. Si estás en la primera fase, excitándote, y sientes algo placentero, repite internamente «Sí, sí, sí». Cuando el placer se va expandiendo y lo estás gozando, vuélvelo a repetir. Y lo mismo si te viene una emoción que no es tan agradable, como ya hemos visto, no la rechaces, también dile que «Sí», dale la bienvenida, si aparece es porque está en ti y quiere liberarse. Y a medida que la intensidad de las sensaciones aumenta, entrégate a pesar del vértigo, exhala profundo y repítete «Sí, sí, sí», «Sí, estoy a salvo», «Sí, confío», «Sí, sí, sí». Puedes incluso decirlo en voz alta si te ayuda. Cada «sí» aumenta la excitación, expande tu placer y te relaja para rendirte a él. Se trata de darle un gran «sí» a la vida.

Cuando la niña al borde de las rocas da el paso, salta y está nadando feliz en el mar, enseguida dice: «Quiero volver a hacerlo». Ahora que ya sabe que puede, aunque cuando vuelva al borde pueda sentir vértigo de nuevo, va a poder saltar. **En el sexo, date un «Sí» y decide dar ese salto al vacío sabiéndote a salvo y sostenida por la vida.** Cuantas más veces lo das y le enseñas a tu cuerpo que al otro lado hay mucha risa, éxtasis, placer, plenitud y bienestar, más fácil te dejará saltar la próxima vez, porque entiende que el placer es un lugar seguro en el que dejarte caer. Con cada salto estás grabando experiencias de placer en tu cuerpo, que quedan memorizadas y que, al ser más recientes, están más vivas en ti que las memorias antiguas que ya no te sirven.

Hay una técnica para aumentar la intensidad de los orgasmos de la que se habla mucho últimamente y que en inglés se llama *edging*, de la palabra «borde», y que consiste en jugar con el borde de ese precipicio de placer. Se trata de llevarte hasta ese lugar de mucha excitación casi clímax, pero en lugar de dar el salto, tú misma bajas la intensidad y retrocedes, para luego volver a acercarte y que las sensaciones sean aún más intensas. Lo que me gusta de esta técnica es que es un juego contigo misma: el cuerpo se relaja y se conecta fácilmente con la risa, y desaparece la presión de que lleguen los orgasmos, porque el juego consiste en no saltar y disfrutar de sostenerte al borde del precipicio. Por supuesto, en cualquier momento te puedes dejar caer en uno y muchos más orgasmos.

Uno de los miedos que a veces no nos permite darnos ese gran «sí» con facilidad es la sensación de que nos volvemos locas. Aunque relajarte y entregarte a que la experiencia haga con tu cuerpo lo que quiera puede parecer una locura, es en realidad lo más sano del mundo. No importa si el oleaje de placer hace contigo algo que te parece extraño, solo es energía sexual moviéndose a través de tu cuerpo. **El sexo real es imprevisible, y tan salvaje como lo es nuestro instinto, así que digamos un gran «sí» a dejarnos tomar por la vida y disfrutar del placer como sana locura.**

CÓMO SER MULTIORGÁSMICA

Desde el principio del libro te he dicho que la naturaleza de todas nosotras es multiorgásmica, que todas lo somos por estar en un cuerpo de mujer. Pero no todas lo experimentamos, y quizás me dirás, ¿qué debo hacer para experimentarlo? La respuesta es: ábrete a más placer sabiendo que está ahí para ti.

Confía en que tu cuerpo sabe el camino, escúchalo, te está guiando siempre. La clave no está en un truco mágico que te pueda dar, sino en disfrutar de todo el placer que hay en el camino a ese lugar de oleadas de orgasmos.

Para entrar en estos estados de placer multiorgásmico tu cuerpo necesita estar abierto y relajado para que la vida le atraviese. Cuando se dan, significa que todo el cuerpo está lleno de energía; si esa energía fuera luz, se iluminaría todo tu cuerpo y todas las células vibrarían. Los orgasmos expandidos de cuerpo entero que te mantienen en niveles elevados de excitación y se alargan en el tiempo crean el oleaje multiorgásmico, así que para experimentarlo ábrete a este placer intenso y expandido del que llevo hablándote todo el libro. Desde ahí la multiorgasmia llega de forma natural.

Busca tener un sexo creativo, un sexo conectado con tu verdad y tu instinto, en lugar de un sexo repetitivo y monótono, ya sea en pareja o dándote autoplacer, en el que se repite la misma secuencia A-B-C de estimulación, que de tan previsible se vuelve cada vez menos excitante. La magia ocurre siempre que nos conectamos al cuerpo y a lo que hay vivo en nosotras a cada momento.

Como la clave para vivirte multiorgásmica es abrirte a esos orgasmos energéticos expansivos, quiero compartir contigo aquí una lista con todo lo que te he ido mencionando a lo largo del libro que te ayuda a expandir el placer y soltar el control. La lista es larga, pero poniendo en práctica cualquiera de ellas, aunque sea solo una, tu experiencia sexual mejorará porque te llevará a una mayor apertura. Como te he ido diciendo, poner en práctica todo esto es como un entrenamiento en el que le vas enseñando a tu cuerpo que puede abrirse más y más.

Te ayuda a expandir tu placer:

- ✓ Sentirte segura y a gusto.
- ✓ Abrir tu corazón y despertar la sensualidad de tus pechos **(Práctica: Masaje de pechos).**
- ✓ Escuchar a cada momento qué necesita tu cuerpo
- ✓ Buscar una lentitud que te permita tener más presencia.
- ✓ Una mente aliada: «Sí puedo», «Merezco placer infinito», «Soy multiorgásmica» **(Práctica: Hipnosis, «soy orgásmica»).**
- ✓ Aflojar tu cuerpo, para estar relajada, receptiva y abierta al placer.
- ✓ Usar la respiración cíclica o tántrica de forma continuada, sin pausa entre inhalación y exhalación **(Práctica: Liberación orgásmica).**
- ✓ Sumergirte en las sensaciones, convertirte en ellas, respirar en ellas y dejar así que se hagan grandes.
- ✓ Una vagina jugosa y esponjosa, que has masajeado y liberado de tensiones **(Práctica: Masaje vaginal).**
- ✓ Si notas contracción: moverte y sacudirte para soltarte, mientras exhalas grande y profundo.
- ✓ Hablarte con amor, lo estás haciendo increíble.
- ✓ Hacer movimientos rítmicos y repetitivos.
- ✓ Escuchar si tu vagina te da un «sí» o un «no».
- ✓ Poner el foco en la energía y en lo más sutil para volverte más sensible.
- ✓ Permitirte llorar, reír o expresar cualquier emoción que esté viva en ti.

- ✓ Repetirte amorosamente «estoy a salvo», «solo es placer», «está todo bien».
- ✓ Mover la energía y hacerla circular desde el cérvix hasta la coronilla **(Práctica: El círculo de placer).**
- ✓ Sacar tu voz más auténtica en forma de sonidos con cada exhalación.
- ✓ Sonreír, dibuja una sonrisa en tu cara.
- ✓ Celebrar cada sensación de placer.
- ✓ Permitirte volverte loca, soltar el control, libre y poderosa.
- ✓ Repetir la palabra mágica: **«Sí, Sí, Sí, Sí, Sí».**

Y sobre todo **exhalar y exhalar y exhalar.**

Cosas a evitar:

- × No te quedes rígida.
- × No cortes la respiración.
- × No te centres en estimular solo el clítoris, disfrútalo, pero conecta con otras partes de tu vagina y de todo tu cuerpo.
- × No analices lo que está pasando, y no te juzgues, háblate bonito.
- × No focalices tu atención solo en los genitales, sino en cada sensación que haya por todo tu cuerpo.
- × No te quedes pasiva e inmóvil, pon actitud gozosa.
- × No busques que vengan las sensaciones que ya conoces: olvida lo que sabes y déjate sorprender por nuevas sensaciones.
- × No te centres en hacer y hacer, suelta y relaja para dejar que ocurra.

Para que puedas poner todo esto en práctica y puedas grabar más experiencias de placer en tu cuerpo, he preparado un ritual de autoplacer que puedes hacer a tu aire como tú lo sientas o, si te apetece, siguiendo la práctica guiada.

PRÁCTICA: RITUAL DE AUTOPLACER «SÍ, SÍ, SÍ»

Te propongo este ritual de autoplacer, para que te explores, juegues contigo, te excites y te disfrutes, porque, como ya te he dicho, tocarte y conocerte es fundamental para ser más orgásmica, además de ser un gran placer en sí mismo. Esta práctica es un ritual porque todo aquello que hacemos con intención le da un sentido que hace que haya más presencia, y desde ese lugar te invito a hacer el amor contigo misma.

Cuando decides darte tiempo para tu autoplacer, se enciende en ti una predisposición a gozarte. Y si además cuidas del espacio, el deseo se enciende en ti más fácilmente. **La sensualidad es la conexión con tu eros, con tu energía, con la vida que late desde tu sexo.** Estamos acostumbradas a usar la sensualidad para atraer, pero aquí estás tú contigo, en un ritual maravilloso para seducirte a ti misma, autoerotizarte, con tus movimientos y sonidos, por el puro placer de gozar de ti misma.

Durante todo el ritual te voy a invitar a que repitas la palabra mágica, «sí», continuamente. Si disfrutas, sí a ese placer; si te viene risa, sí a esa vibración. Si de repente te sientes desconectada, aparece frustración o llanto, sí a ese momento también, abrazando con amor todo lo que te ocurra. Lo que sientas durante el trance es perfecto y bienvenido, y dándote un gran «Sí» a todo, ayudas al cuerpo a relajarse y abrirse siempre más.

El ritual se convierte en un trance cuando usas la respiración todo el tiempo, y teniendo eso presente te invito a que sigas los pasos que te guío o que los adaptes según los impulsos de tu cuerpo, que te guían a cada momento según lo que sea mejor para ti.

Solo intenta no ir a lo que haces siempre, para darte la oportunidad de explorar y experimentar nuevas sensaciones que te lleven a nuevas formas de sentir placer.

Primero prepárate para el ritual:

1. **Prepara el espacio** para la ocasión, que te sientas a gusto y honre este momento contigo, tan sencillo o elaborado como te apetezca.
2. **Estimula tus sentidos** con una vela, aromas, música, sábanas suaves, algo dulce o mojándote los labios. El cerebro deja de prestar atención a los pensamientos cuando lo embriagas con placer sensorial.
3. **Conecta con tu intención.** Cierra los ojos, respira y conecta con tu intención: *¿a qué le quieres decir «sí» hoy?, ¿qué deseas experimentar en este ritual?* Dilo en voz alta, no importa si es susurrando.

Y ahora pasa al cuerpo, recuerda, siempre respirando:

4. **Despierta todo tu cuerpo** recorriéndolo con tus manos, masajeándote o dándote palmadas por brazos,

piernas, caderas, torso, cabeza, cara... despertando también tu sensualidad.

5. **Empieza a moverte** para entrar en calor, con movimientos suaves y sinuosos, o sacudiendo pelvis y hombros si necesitas relajarlos. Deja que tu eros mueva tu cuerpo y busca el goce en cada micro movimiento.
6. **Masajea tus pechos** mientras sigues respirando y dando un «sí» a todas las emociones que se despierten. Siente cómo te llenas de amor y tu vagina se va abriendo.
7. **Conecta con tu vulva.** Con tus manos llenas del amor de tus pechos, acaricia de nuevo todo tu cuerpo y luego llévalas a la vulva para despertarla tocándola y acariciándola como más te apetezca, con un «sí» a cada sensación que aparezca. Con cada exhalación, afloja el suelo pélvico y relaja.
8. **Abre tu canal energético.** Con una mano en tu vulva, colocando tus dedos en la entrada de la vagina, ve subiendo la respiración como has aprendido en el círculo de placer. Date el tiempo que necesites para que la energía circule: empieza lentamente, no hay ninguna prisa.
9. **Pide permiso a tu vagina para entrar.** Si sientes el impulso de entrar, párate a escuchar que sea un «sí». Una vez dentro, puedes masajearte el punto sagrado con movimientos rítmicos suaves con tus dedos o con un masajeador, mientras sigues respirando y creando el círculo de placer, y repitiendo «Sí» a todo lo que esté vivo en ti.

10. **Si tu cuerpo se tensa, exhala.** Recuerda: respira, saca la voz y muévete, no dejes que tu cuerpo se quede rígido, pon siempre la intención en ablandarte.
11. **Conviértete en cada sensación.** Juega contigo, con tus manos, con tu respiración, con tu movimiento, y pregúntate: *¿cuál es la sensación más presente?* Lleva tu atención a ella, respira en ella, conviértete en ella y deja que se haga grande, dándole un «sí». Y de nuevo vuelve a preguntarte y sigue jugando y dándote placer, con el único objetivo de sentirte más viva.
12. **Elevación energética.** Al final del trance te guío a hacer unas subidas de energía para expandir la excitación y el gozo que está moviéndose en ti, dejando que el oleaje de placer suba y baje con mayor intensidad.
13. **«Sí, sí, sí».** Con todo el canal energético abierto te invito a recordar esa intención bonita que tenías para ti en este ritual, para enviarla al universo. Y mientras te sigues masajeando y dándote placer, puedes repetir en voz alta «Sí, sí, sí», entregándote y soltando más y más en cada «sí». Tómate todo el tiempo que necesites, **y siente la magia de dejar que el universo te penetre y de hacer el amor con la vida.**
14. **Celébrate y agradécete.** Para cerrar el ritual, baja el ritmo. Si has entrado a tu vagina, avísala de que vas a salir y quédate estirada por unos minutos sintiendo la danza interna de la energía que aún se mueve en tu cuerpo. Deja que las aguas se vayan calmando a medida que baja el oleaje y agradece cada instante

de placer y cada momento de verdad que hayas tenido en este trance erótico. Por último, celébrate abrazándote o bailando, como lo sienta tu cuerpo.

Alarga este ritual tanto como te apetezca y repítelo tantas veces como quieras, dejando que te sorprenda porque cada vez es una experiencia de sensaciones distintas.

En este link QR tienes el ritual guiado para que lo sigas fácilmente. **¡Que te disfrutes mucho!**

6

DIFICULTADES PARA LLEGAR AL ORGASMO

Desde que acompaño a mujeres a reconectar con el placer, he podido observar algunas dificultades que se repiten una y otra vez. Sé que puede llegar a ser muy frustrante y preocupante pasar por una de estas situaciones y que muchas veces se viven con vergüenza, lo que hace que hablemos poco de lo que nos inquieta sobre nuestra sexualidad. Quiero que sepas que todo está bien en ti, que tu cuerpo funciona perfectamente y que todas las dificultades tienen solución, pero para ello es importante entender qué hay detrás de cada una y cómo nos afecta.

En este capítulo vamos a explorar algunas de las dificultades más comunes para llegar al orgasmo, así como situaciones que hacen que a veces nos cueste tener ganas de tener sexo. Te invito a que a partir de ahora las mires como mensajes que te envía tu cuerpo para saber lo que necesitas. Es muy común estar enfadada o confundida con tu propio cuerpo: «¿Por qué no responde cómo debería?, ¿qué me pasa?». Pero en realidad, tu cuerpo no es tu enemigo, al contrario, es una parte de ti que quiere protegerte y a cada momento te dice lo que necesitas.

«PUEDO LLEGAR SOLA, PERO NO EN PAREJA»

¿Qué ocurre?

Hay mujeres que no tienen problemas para tener orgasmos cuando se tocan a ellas mismas, pero no pueden llegar de ninguna manera cuando tienen sexo con otra persona (si en tu caso la dificultad la tienes solo durante la penetración, te hablo de eso en el siguiente punto).

Esto se puede deber a distintos motivos, pero en todos los casos lo que está ocurriendo es que **cuando estás sola, tu cuerpo se relaja y te rindes al placer, pero cuando estás con otra persona esa relajación desaparece.** Hay dos razones principales por las que con una pareja tu sistema nervioso puede entrar en alerta y tensarte:

a) **Porque no te sientes cómoda ni a gusto físicamente con tu pareja**. Por ejemplo, si estás con alguien a quien le sudan mucho las manos y eso te genera rechazo, si la forma en la que la otra persona te estimula no es la que necesitas o si tu pareja no te resulta tan atractiva en términos sexuales. En resumen, cuando no estás en sintonía con la otra persona y no se da una intimidad fluida y cómoda, es muy difícil que puedas relajarte y abrirte a una experiencia de placer profundo.

b) **Porque no te sientes segura emocionalmente con tu pareja o al estar en pareja**. Puede ocurrir que al encontrarte físicamente con otra persona se active en ti algo que no te hace sentir a salvo. Cuando esto sucede, tu sistema nervioso se dispara, tu cuerpo se contrae y no sueltas el control. En algunos casos, la sensación de inseguridad puede deberse a que, como ya hemos visto, estás con alguien que no te da seguridad emocional, por ejemplo, cuando no sabes si es una relación que va a continuar más allá del encuentro sexual o, si es tu pareja estable, tenéis temas pendientes de resolver.

Otras muchas veces cargamos con nuestra propia mochila de inseguridad de experiencias pasadas, por ejemplo, si no te trataron como merecías o si hubo una ruptura dolorosa, es posible que te dé miedo volverte a vincular de manera profunda. Con una nueva pareja, inconscientemente decides no entregarte al orgasmo porque crees que hacerlo significa entregarse por completo al otro y tu experiencia te dice que eso implica volver a sentir dolor si la relación termina.

Esa mochila también puede tener memorias heredadas o de nuestra infancia que ni siquiera tienen que ver con lo sexual, pero sí con los vínculos cercanos, por ejemplo, el miedo a no ser suficiente o el miedo al rechazo, y entonces cada vez que tienes un encuentro íntimo con alguien se activan esas heridas.

¿Qué puedes hacer?

Lo primero y esencial es que necesitas estar físicamente a gusto para poder relajarte. No tiene sentido pretender llegar al éxtasis si de base no te sientes cómoda y en sintonía con quien estás compartiendo intimidad. Tú eliges con quién tienes relaciones, y que haya química y atracción real es importante para que tu energía sexual se encienda. Y comunícate: si no te está dando lo que necesitas, díselo; pide ser tocada como te gusta y al ritmo que necesites a cada momento. Exprésate para que tu pareja te pueda ayudar a estar más cómoda y la excitación crezca de forma natural.

Si, aun teniendo una afinidad física maravillosa, te das cuenta de que al estar en pareja tu cuerpo se contrae, seguramente es porque en algún nivel, quizás inconsciente, no te sientes emocionalmente segura. Si es tu caso, tomar consciencia es el paso más importante, y estás ante la gran oportunidad de mirar esos miedos y convertirte en una experta en relajar tu cuerpo. Si puedes, habla con tu pareja, para que sea cómplice de tus necesidades y te ayude a estar más tranquila. Cuanto más se disuelvan esas inseguridades, más relajada y abierta estarás sexualmente y más fácilmente llegarán los orgasmos. Prueba a poner en práctica todo lo que te propongo en este libro, especialmente recuerda exhalar, y date el tiempo que necesitas, no hay presión ni prisa: todo está bien, solo necesitas sentirte segura en tu cuerpo para poder entregarte a otra persona.

«NO LLEGO DURANTE LA PENETRACIÓN»

¿Qué ocurre?

Esta es una de las frustraciones más comunes entre las mujeres heterosexuales. De hecho, se dice que cerca de un 70 % de las mujeres heterosexuales no llega al orgasmo durante la penetración, sin embargo, me parece importante decir que no porque algo sea muy común es lo natural. Lo que ocurre es que la mayoría de las mujeres solo tiene orgasmos clitorianos, es decir, de descarga con estimulación del clítoris, mientras que lo natural sería que todas las mujeres pudiéramos tenerlos de todo tipo, incluidos los expandidos, que se siente que nacen desde dentro de la vagina.

Para disfrutar de orgasmos vaginales no hace falta penetración (como ya te dije en la página 79, no es gracias al pene por lo que se despierta ese placer en tu vagina, sino gracias a que tú te abres y a que tu vagina se relaja), pero es maravilloso tenerlos sintiendo a tu hombre dentro de ti.

Cuando la vagina no responde al placer y no se relaja y se abre, pueden estar pasando dos cosas: por un lado, puede ser que tú estés con mucha contracción en tu cuerpo, con la vagina muy tensa, y por eso te es difícil abrirte. Por otro lado, puede ser que la penetración que estás recibiendo no sea la adecuada. En este caso puede pasar que tú estás excitada, jugosa, caliente, relajada, disfrutando del sexo que estás teniendo, y cuando llega la penetración, al cabo de un rato estás seca, desconectada y enfriada. Estabas surfeando olas de placer y de repente todo se esfuma y te enfrías. Eso pasa cuando la penetración que hay no tiene las cualidades que necesitas, y cuando no estás realmente conectada con tu pareja.

¿Qué puedes hacer?

- **Ayuda a tu vagina a estar relajada y esponjosa.** Es imprescindible que sientas cómo está tu vagina, conectes con ella, hables con ella y, si lo necesitas, **te hagas el masaje vaginal que te he enseñado para aflojar las tensiones que pudiera haber en ella.** Aprende a escucharla y a reconocer cuándo tu vagina quiere ser penetrada y te responde con un «sí». Una de las razones por las que nos quedamos frías durante la penetración es simplemente que no era momento aún para ser penetradas. Cuando tu vagina está jugosa, hinchada, abierta y receptiva, lo sabes. No es «cuando toca porque ya llevamos bastante rato», es cuando tu vagina está lista y deseante de ser llenada.

- **No busques el placer que ya conoces.** Ábrete a nuevas formas de sentir. Si tu cerebro ha convertido el orgasmo de descarga en referente y ha registrado el camino que te lleva a tenerlo para poder replicar esa sensación exacta, cuando tienes sensaciones distintas, te avisa de que no vas por buen camino y te cierras a nuevas experiencias orgásmicas. Una nueva ruta supone un resultado desconocido y, muy posiblemente, distinto al que tu cerebro ha clasificado como orgasmo. Cuando una mujer dice «Mis orgasmos son así» se está limitando a no poder sentir algo diferente a lo que ya conoce. Las sensaciones de estimular el clítoris son muy distintas a las sensaciones de la energía sexual despertando en tu punto sagrado o en tu cérvix. Así que no busques ese orgasmo que ya conoces y ábrete a las posibilidades infinitas de sentir placer, sabiendo que será diferente.

- **Recuerda que tu vagina necesita presencia, no embestidas.** Aunque las películas te hayan enseñado lo contrario, una penetración brusca no provoca orgasmos, solo tensa la vagina y los aleja. A cada embestida que recibes, tu cérvix busca protegerse y para hacerlo se cierra, se contrae y se tensiona, cuando lo que necesitas es que esté relajado. La idea del «empotrador» puede resultar excitante de tanto que lo hemos visto en películas, pero tu vagina realmente solo se abre a más placer si la penetración es amorosa y el hombre está presente mientras entra dentro de ti. Además, de esta forma la energía del pene puede despertar la energía en tu cérvix y permitiros a ambos entrar en un viaje energético expandido de mucho placer y orgasmos. Así es que conecta con tu pareja, míralo a los ojos y guíalo a un ritmo que le permita a tu vagina ir abriéndose como una flor.

- **Ábrete a estar vulnerable.** Como ya te he dicho, tanto el punto sagrado (punto G) como el cérvix, guardan muchas emociones y cuando el placer se despierta desde dentro de tu vagina muchas de estas emociones se liberan. No trates de contenerlas, sean cuales sean. Permítete ser lo más auténtica y vulnerable posible, expresar las emociones genuinas que se despierten durante la penetración es una tremenda relajación para tu vagina y la abre a mucho más placer.

- **Disfruta y ocúpate de ti.** Lo más importante es siempre cómo estás tú. Recuerda que tu placer depende de ti, así que respira, muévete, saca la voz y haz grande cada sensación de placer, lo que necesites para estar realmente abierta y relajada. Recuerda que **los orgasmos vaginales expandidos no llegan gracias a la penetración,**

sino gracias a lo abiertas y receptivas que estéis tú y tu vagina, y eso está en tus manos.

«SOLO LLEGO CON VIBRADORES»

¿Qué ocurre?

Los vibradores son una expresión de reivindicación del derecho de la mujer a tener placer, y puedes disfrutar mucho usándolos. No tengo nada en contra de ellos, de hecho, mis primeros orgasmos fueron con la ayuda de un vibrador, y reconozco su importancia en ciertos casos. Por ejemplo, cuando una mujer no ha experimentado orgasmos o le es muy difícil soltar el control, pues estos aparatos tienen una intensidad de vibración tan alta que casi nos *obligan* a rendirnos. Dicho esto, **no recomiendo usarlos sistemáticamente, ni tampoco en el nivel de intensidad más alto.** ¿Por qué? Porque la estimulación que generan es muy intensa, provocan una excitación muy rápida y de alta tensión que nos permite llegar a orgasmos de descarga que son placenteros (a veces realmente rápido), pero se quedan cortos a la hora de ayudarnos a experimentar orgasmos expandidos y profundos. El cuerpo de la mujer, para abrirse al placer multiorgásmico natural que hay en nosotras, necesita tiempo y relajación, no prisas.

Me parece maravilloso que juguemos con ellos de vez en cuando y disfrutemos de ese placer de descarga tan liberador. Pero ten en cuenta que **la intensidad de un vibrador no es replicable ni con los dedos, ni con la lengua, mucho menos con un pene,** y que cuando recurrimos constantemente a este tipo de aparatos, nuestro cuerpo puede llegar a acostumbrarse y dejar de responder a otros tipos de estimulación más suaves, lo que es una pena porque nos perdemos la oportunidad de experimentar un placer más lento, profundo y prolongado.

Para algunas mujeres, por ejemplo, el camino conocido al orgasmo es cruzarse de piernas y tensarlas mientras se estimulan el clítoris con un vibrador. Llegan siempre a base de contraer el cuerpo, con una descarga por acumulación de máxima tensión. A esas mujeres les cuesta experimentar orgasmos cuando tienen sexo con otras personas o tocándose ellas mismas, de hecho, a veces solo por el hecho de tener las piernas abiertas ya no llegan. Pero nuestro cuerpo está diseñado para poder tener placer sin necesidad de contraernos y tensarnos de esa forma. Con el sistema nervioso mucho más relajado eres mucho más orgásmica.

¿Qué puedes hacer?

Si te has habituado al vibrador, si te has vuelto en parte dependiente, y eso te frustra porque quieres poder disfrutar tú sola o en pareja sin necesidad de un aparato, lo que necesitas hacer es desacostumbrarte progresivamente. Para eso te sugiero que hagas estas dos cosas a la vez:

- **La primera es que lo uses mucho menos.** Una opción es que reduzcas la cantidad de veces que lo usas, por ejemplo, que la mitad de las veces te estimules con las manos o con un masajeador. Otra opción es que cuando te quieras dar placer uses primero las manos un buen rato, y te goces de todas las sensaciones y la excitación que aumentan poco a poco, y solamente uses el vibrador si realmente quieres esa descarga, al final de todo.

- **La segunda es que, cuando lo uses, sea solo en el nivel más bajo de intensidad** del vibrador. Quizás te frustres algo al principio, pero poco a poco tu cuerpo va a volver a ser más receptivo a la estimulación natural. Cuanto más excitada estés cuando vayas a usar el vibrador, más placentero será sin necesidad de tanta velocidad.

Si la razón por la que solo llegas usando un vibrador es porque nunca habías tenido orgasmos y has empezado a tenerlos con su ayuda, tranquila, celebra y disfruta de todas esas sensaciones que estás descubriendo, tu cuerpo ya se está abriendo, y si sigues estas pautas, muy pronto se abrirá de muchas más formas.

«NUNCA LLEGO» (ANORGASMIA)

¿Qué ocurre?

La anorgasmia es para la psicología un trastorno sexual que abarca desde quien nunca ha tenido un orgasmo de ninguna manera, como era mi caso hace años, hasta quienes llegan con mucha dificultad o muy pocas veces, obviamente teniendo actividad sexual y estando excitadas. A mí no me gusta hablar de trastorno, porque es una palabra que siento pesada, y prefiero decir simplemente que es una dificultad, lo cual suena mucho más fácil de superar.

Como vimos en el capítulo 2, **cuando el orgasmo no llega nunca o casi nunca, significa que el sistema nervioso entra en modo de alerta cada vez que te excitas, por lo que el cuerpo se contrae internamente y el acto reflejo del orgasmo no se da.** Esta dificultad habla de una necesidad muy grande de relajar el cuerpo y aprender a escuchar lo que necesita para dejarse ir y soltar el control. Como ya te dije, no hay nada mal en ti, ni necesitas saber por qué te ocurre, solo es una respuesta inconsciente. Cuando ayudes a tu cuerpo a sentirse más seguro, esa respuesta de alerta desaparecerá y podrás disfrutar de todos los orgasmos que deseas.

Todas las herramientas que te he compartido a lo largo del libro te ayudarán a relajarte y a abrirte con más facilidad al placer. A continuación te comparto ideas y recomendaciones específicas que, desde mi experiencia personal, son clave para darle un giro a esta situación y que puedas disfrutarte plenamente.

¿Qué puedes hacer?

El camino a descubrir todo tu potencial orgásmico y gozarte multiorgásmica como eres es uno de mucho amor contigo misma. Es más fácil de lo que crees y todos esos orgasmos están mucho más cerca de lo que te parece, pero necesitas tomarlo con calma y paciencia. No funciona como todas esas otras cosas en la vida en las que eres tan buena y resolutiva, ni ayuda que te presiones. **Esto va de bajar revoluciones, bajar intensidad, relajar, sonreír, abrir, gozar, soltar...** Va de dejarse caer en un espacio nuevo, lento, incómodo al principio, vulnerable, de enseñarle a tu cuerpo que es seguro dejarse ir; de dar un salto de confianza y atreverte a sentir más. Estas son algunas de las cosas que te ayudarán a superar esta situación:

- **Saber que «sí eres orgásmica» y «sí puedes».** Lo sé, si estás viviendo esto, la realidad te ha confirmado un montón de veces que «tú no llegas». Durante años yo me dije que no podía tener orgasmos, sin darme cuenta de que repetírmelo solo hacía aún más difícil cambiarlo.

  Las creencias que tienes sobre ti misma moldean tu realidad y cambiándolas ayudas a transformarla. Igual que a la persona que tiene acné no la define su situación, es algo transitorio, a ti no te define no poder llegar al orgasmo ahora, también es algo transitorio. Te será de mucha más ayuda decirte «hasta ahora no he tenido orgasmos», lo cual es cierto; tu mente lo acepta como verdad y deja la puerta abierta a que lleguen muy pronto.

  Igual que me ayudaba escuchar a mi hermana decirme «Claro que puedes» cuando me costaba saltar de las rocas al mar, yo **te lo digo a ti ahora «Claro que puedes tener orgasmos», y es más sencillo de lo que crees.** Nuestra mente es poderosa, así que ponla a tu favor escuchando la hipnosis del primer capítulo para que en tu subconsciente se vaya instalando sin ningún esfuerzo esta creencia. Recuerda que tú, como yo y como todas las mujeres, eres orgásmica y multiorgásmica, solo que todavía no lo estás experimentando.

- **Abrazar la frustración.** Cuando no podemos llegar al orgasmo nunca o casi nunca, normalmente hay acumulada mucha frustración, impotencia, nervios y a veces también vergüenza. Es natural, y no sirve de nada pelearnos con eso. Lo que podemos hacer es abrazarnos mucho, con mucho amor hacia nosotras mismas. Te diré que la mayoría de las veces las mujeres que vivimos este problema **tenemos tendencia a ser muy exigentes con nosotras mismas, y lo que necesitamos es más dulzura y menos dureza**. Si necesitas llorar de impotencia, por favor llóralo todo, el llanto te afloja, relaja el cuerpo y regula el sistema nervioso. Hacernos las fuertes no funciona, así que dedícate amor y compasión a dosis gigantes hacia ti misma.

- **Entender que tener orgasmos es una decisión.** Así es: todos esos orgasmos que anhelas están mucho más cerca de lo que crees, A veces todo lo que hace falta es decidir tenerlos. Recuerdo perfectamente dónde estaba y en qué instante tomé la decisión. Había tenido un aborto espontáneo hacía pocas semanas, estaba en un momento de mucho dolor, esos momentos de vida y muerte que nos conectan con nuestro instinto profundo. Y decidí que se había acabado sentirme desgraciada por no tener orgasmos, decidí que mi cuerpo merecía liberarse de tantos años de contracción. Tardaron aún tres meses en llegar, pero yo sé el poder que tuvo ese momento de verdad total, de conexión conmigo misma, en aquel sofá, en aquella sala, al lado de aquella ventana. Tenemos más poder sobre nosotras de lo que nos han contado, así que úsalo. Créete orgásmica y toma la decisión. Yo necesité de ese momento de tanto dolor para tomarla, pero tú puedes tener tu momento revelación ahora mismo leyendo estas páginas.

Eres orgásmica y mereces todo el placer del mundo. Toma la decisión contigo misma.

- **Bajar tus expectativas.** No he escuchado a nadie jamás decir que su primer orgasmo fue el mejor de su vida. El tuyo probablemente tampoco lo sea. Sé que la expectativa es altísima de tanto que has oído hablar del tema. Puede que lo que has leído en este libro haya aumentado aún más esas expectativas. Todo eso de lo que te he hablado llegará, pero para tus primeros orgasmos, baja la expectativa. Se trata solo de que puedas descargar y liberar tu cuerpo, no busques una experiencia cósmica extática increíble, porque, si no, la decepción está casi asegurada.

  Después de mi primer orgasmo recuerdo haber sentido una mezcla contradictoria de emoción infinita de que algo nuevo había sucedido al fin, y a la vez una sensación de «Ah, ¿era solo esto?». Sentía que había estado excitada con mucho placer, casi tanto como en ese orgasmo, muchísimas veces, solo que en esta ocasión la tensión se había descargado y me había dejado llevar, solo eso, pero la acumulación de excitación tan alta ya la había sentido. En realidad, había estado allí al lado montones y montones de veces, solo que no me había dejado caer. Te comparto esto, en primer lugar, para que no te decepciones, pero, sobre todo, para que te des cuenta de que **el orgasmo está mucho más cerca de lo que puede parecerte. Cuando estás muy excitada, ya estás casi allí.** Se trata de, en ese momento, relajar y soltar, en lugar de intentar que ocurra nada.

- **Grabar experiencias de placer en tu cuerpo.** Es importante que reeduques a tu sistema nervioso y mostrarle al cuerpo que tiene permiso para gozar. Te ayudará empezar por grabar experiencias de placer, no solo en lo sexual, sino en tu vida en general. A menudo, detrás de la dificultad de tener orgasmos hay una mujer muy responsable y con capacidad de esforzarse mucho. A mí, por ejemplo, me ayudó darme cuenta de cuánta necesidad de control tenía, y cómo me costaba dejarme llevar, en lo sexual, pero en la vida también. Así que **te invito a que conectes con tu parte más «disfrutona» y despreocupada,** permitiéndote darte los caprichos que te apetezcan; toca compensar la balanza después tanto esfuerzo. Céntrate en lo corporal regálale a tu cuerpo en tu vida diaria momentos de goce, como por ejemplo un buen masaje, un baño con espuma, y permítete llegar tarde, olvidarte de algo o no acabar a tiempo eso tan importante que tienes. Ya sé que esto último te es difícil, pero soltar la perfección, despreocuparte, relajarte y conectarte con la vibración de merecer disfrute es una gran ayuda.

  Por supuesto, también es muy importante grabar experiencias de placer sexual en tu cuerpo. Estás enseñándole que no necesita contraerse, que estás a salvo, que mientras estás teniendo sexo solo estás disfrutando. Cada vez que te permites gozar, tu cuerpo lo registra: de un buen masaje de pechos, de algo excitante que se expande, de una sensación nueva en el cuerpo..., lleva toda tu atención a todo lo que sea placentero. Tu cuerpo lo está registrando todo y **las nuevas experiencias van a tener más peso en ti que las viejas memorias inconscientes.** Cuantas más veces lo hagas, más fácilmente el cuerpo te llevará de nuevo al placer, pues cada vez se irá abriendo más. Usa todas las herramientas que te he compartido si sientes que te sirven:

- sumérgete y exagera cada sensación y microsensación,
- repite internamente «Sí, sí, sí»,
- emborracha tu mente usando la respiración cíclica para sentir el cuerpo,
- escúchate y, si sientes tensión, baja el ritmo, exhala, muévete y repítete «Estoy a salvo», «Está todo bien».

Lo que tu cuerpo necesita es mucho gozo y mucho amor, y no sentirse presionado. Recuerda que no se *consigue* tener orgasmos, sino que es algo que nos *pasa*. Así que tú dedícate únicamente a disfrutar de aprender a expandir tu placer y hacer grandes las sensaciones. Puede que los orgasmos lleguen antes o después, pero ya están muy cerca, pon el foco en sentir cada vez más y más, y déjate sorprender.

- **Enfocarte en exhalar, más que en inhalar.** Cuando se tiene deseo y excitación con facilidad, pero no llegan los orgasmos, normalmente detrás hay una mujer intensa. Cuando somos intensas tenemos un patrón de respiración que tiende más a inhalar que a exhalar. Lo hacemos porque nos queremos llenar de vida y queremos sentirlo todo, pero luego no exhalamos, no soltamos el aire, no lo dejamos ir. Igual en el placer. Lo queremos sentir todo, tenemos ganas y nos excitamos rápido, pero luego no conseguimos dejarnos ir y soltarnos para que lleguen los orgasmos. Si esto resuena contigo, la clave está en poner la intención en la exhalación. Olvídate de inhalar, ya lo haces de forma natural. Exhala grande y profundo, con la boca abierta y la mandíbula relajada, y sacando la voz. Al exhalar soltamos el control, que es lo que más necesitamos. Sin exhalación no hay orgasmo. La exhalación es el suspiro que te relaja y ayuda a que te entregues.

- **Utilizar un vibrador cuando estés muy excitada.** Un vibrador te puede dar el último empujón cuando ya estás muy excitada, al borde del acantilado del orgasmo, pero aún no te dejas caer. No te recomiendo que uses el vibrador desde el inicio, pues tu cuerpo puede sentirlo abrupto y cerrarse aún más. Pero sí puedes probarlo cuando estás en ese lugar de máxima excitación, mientras exhalas grande y sacando la voz, y te repites internamente «Sí, sí, sí». Por supuesto, si sientes que te tensa, baja la velocidad o deja de usarlo, pero si te da placer, juega con ello.

- **Darte permiso de eyacular.** Para muchas mujeres, cuando ha habido dificultad para llegar al orgasmo, las primeras descargas ocurren a través de la liberación del agua sagrada (ver página 113). Así lo fue para mí y lo es para muchas. Cuando eyaculamos y dejamos ir nuestras aguas hay una rendición física total, sientes como si te fueras a hacer pis encima. Si en vez de contraer, lo permites, eso ayuda a que también se dé una rendición energética total y lleguen los orgasmos. Cuando una mujer que nunca ha tenido orgasmos me dice que ha empezado a eyacular, eso es señal de que el cuerpo ya se

> ha rendido, ya se ha aflojado, y los orgasmos no van a tardar nada en llegar, el cuerpo ya está celebrando. Así que, si tienes dificultad para tener orgasmos, y cuando te excitas sientes esas ganas de hacer pipí, para ti más que para ninguna otra, no lo reprimas, suelta y relaja. Para mí la eyaculación, liberar mis aguas, fue sanador y abrió mi cuerpo al placer.

Los años de sentirte insegura con tu sexualidad hacen que pueda ser difícil imaginarte un futuro multiorgásmico, pero yo espero de verdad que este libro te ayude a confiar en que está cerca y es más fácil de lo que creías. El motor que me hizo dedicarme a este trabajo es poder darte este mensaje que me hubiera gustado recibir hace muchos años. Los orgasmos van a llegar, más de los que imaginas, y cuando lo crees, ya has recorrido gran parte del camino.

«ME DUELE» O «ME PICA, ME ESCUECE»

¿Qué ocurre?

¡Qué molestia cuando el picor, el ardor o el dolor no nos dejan relajarnos! Aunque no se trata de una dificultad para llegar al orgasmo como tal, las cándidas, infecciones vaginales y de orina, u otro tipo de irritaciones en nuestros genitales se vuelven un obstáculo a la hora de tener sexo. Y sin sexo, no hay orgasmo. También cuando hay dolor en la entrada de la vagina la experiencia sexual se vuelve demasiado tensa. **A menudo, todas esas molestias vaginales ponen de manifiesto una insatisfacción,**

una frustración o un conflicto emocional relacionado con la sexualidad, algo que para ti no está bien o quizás algo más inconsciente. La buena noticia es que se solucionan.

La información que te comparto en este punto no pretende sustituir ninguna recomendación médica, de hecho, si sufres molestias o dolor durante el sexo te recomiendo que vayas siempre a ver a un profesional. Aquí lo que quiero es traerte un punto de vista más emocional sobre estas dificultades para ampliar tu mirada.

Cuando hay dolor en la entrada de la vagina por tensión, sin ninguna causa ginecológica que lo provoque, significa que la contracción interna que te he mencionado tantas veces a lo largo del libro se ha convertido en una tensión física que genera dolor. Significa que el músculo de la vagina está tan tenso que se cierra. La emoción que más se asocia al área de la entrada de la vagina es el miedo, y ya hemos visto que podemos tener todo tipo de miedos hacia el sexo, tanto conscientes como inconscientes. El cuerpo se cierra como mecanismo de protección y esa tensión provoca el dolor.

Cuando tenemos molestias como picores, ardores, infecciones o cándidas, lo que sentimos es irritación en nuestros genitales. Detrás de esa irritación, la emoción más frecuente es la rabia. En este caso, lo que puede haber, consciente o inconsciente, es un enfado con lo sexual, por ejemplo, con el género masculino. Sé lo agotador que puede resultar, y la rabia que da, que estas molestias se vuelvan recurrentes y tener la sensación de que, hagas lo que hagas, jamás van a dejar de aparecer.

¿Qué puedes hacer?

Cuando hay dolor en la entrada de la vagina por tensión, lo primero es que te des mucho amor y tengas paciencia contigo, porque ponerte presión no va a hacer que el problema desaparezca antes. Los miedos se empiezan a disolver a medida que te vas sintiendo más segura. Igual que cuando te duele el cuello de forma instintiva te das un masaje, lo que te puede ayudar mucho es que te masajees la entrada de tu vagina, exhalando y sacando la voz, con mucho amor y presencia. Te recomiendo mucho que vayas a ver a una buena fisioterapeuta de suelo pélvico especializada en dolor, que te ayude a relajar la vagina con ejercicios específicos para ti. Y tranquila, el dolor por tensión en la vagina se soluciona y desaparece.

Cuando se trata de irritaciones en los genitales como hongos o cándidas, estas son una respuesta psicosomática del cuerpo que normalmente expresa enfado, y no es una casualidad que la molestia que generan te impida tener sexo o penetración. Es como si el cuerpo dijese «basta». Las infecciones urinarias se relacionan a menudo con la necesidad de poner límites y respetarnos profundamente: eso que no estamos haciendo cuando tenemos sexo porque toca, o cuando hacemos algo durante el encuentro por nuestra pareja, pero que en realidad no queremos hacer. El cuerpo siempre nos está hablando con el lenguaje que tiene para comunicarse con nosotras.

Por ejemplo, imagínate que después de estar tiempo sin pareja conoces a alguien, y en ese momento tan inadecuado, las cándidas reaparecen. Puede ser que sean nervios, expectativas o miedos. O quizás está yendo todo más rápido de lo que necesitas. Esto no quiere decir que la nueva persona con la que estás teniendo relaciones no sea buena para ti, o que no deberías tener sexo con ella, pero si aparecen esas molestias, es aconsejable que te escuches, no te fuerces e intentes serte muy fiel a lo que necesites durante el sexo y también a nivel emocional.

Así es que, la próxima vez que tengas alguna molestia vaginal, no te enfades con tu cuerpo, solo es un mensajero amoroso. En lugar de eso, intenta comprender la información valiosa que te ofrece y pregúntate: *¿Cómo me siento frente a la idea de tener sexo con esta persona? ¿Estoy disfrutando realmente del sexo que estoy teniendo? ¿Qué creencias sobre mí o sobre el sexo me pueden estar impidiendo disfrutar?* Aprende a escuchar a tu cuerpo y a comprender qué es lo que necesita. Estas molestias son una gran oportunidad para aprender a respetarnos profundamente, y a no traicionar lo que de verdad necesitamos a cada momento. Las molestias se suavizan cuando el cuerpo se relaja y se libera.

Yo tuve cándidas durante muchos años y todo tipo de infecciones. Jamás se me había ocurrido que esas cándidas fueran una expresión de mi profunda insatisfacción sexual y la frustración de no poder tener orgasmos. Un año después de haber empezado a tener orgasmos me di cuenta de que todas esas molestias y picores habían desaparecido por completo, sin estar haciendo ninguna de las dietas que había intentado tantas veces. A día de hoy, no han vuelto. Tampoco he vuelto a tener ninguna infección de orina. Parecía imposible, parecía magia, pero en realidad no lo era, yo había hecho una transformación profunda, y de estar cerrada al placer había pasado a abrirme por completo. **Cuando tu cuerpo está liberado, cuando lo escuchas, lo respetas, tienes sexo e intimidad que te sientan bien, y te disfrutas, deja de ponerte trabas y reaccionar con molestias.** Explorar formas de vivirte más orgásmica no solo puede traerte más placer, sino también ayudarte a liberar estas molestias. Ya lo decían los taoístas, que el placer nos sana.

«NO TENGO GANAS»

¿Qué es el deseo sexual y cómo se siente en el cuerpo? Esta no es una pregunta fácil de responder. Podemos decir que son esas ganas de *algo*, esa llama que se enciende dentro de nosotras y que a veces se siente en el pecho, en los genitales o en el estómago. Para cada una es diferente, pero todas sabemos identificarlo. Cuando nuestra libido sube, nuestro cuerpo se abre.

Cuando una mujer deja de tener ganas, a menudo lo expresa como si hubiera perdido el deseo en algún lugar y no sabe dónde buscarlo. Pero **el deseo no es algo que viene de fuera, el deseo nace dentro de ti, es tu fuego interno.** No tener ganas no es una dificultad para llegar al orgasmo como tal, pero para disfrutar de un sexo placentero, necesitamos primero excitarnos, así que vamos a ver las causas y situaciones más comunes por las que se puede haber apagado la llama:

- **Sexo insatisfactorio.** Cada vez que tienes sexo, pero no lo disfrutas, tu cuerpo registra que eso no te gusta y que es mejor tener menos. El cuerpo es sabio: cuando algo no le sienta bien, deja de pedirlo. Lógico, ¿verdad? Puedes forzarte a tener sexo porque toca o sin estar a gusto, y puedes fingir para la otra persona, pero a tu cuerpo no lo puedes engañar, sabe si estás o no gozando. Si es que no, cada vez tendrás menos ganas. **¿Qué puedes hacer?** Deja de forzarte y de sacrificarte por el bien de la pareja, no funciona. Descubre qué es lo que sí te da placer, pregúntale a tu cuerpo qué necesita y dáselo. **Cuanto más buen sexo, más ganas de buen sexo. Cuanto más placer, más ganas de placer.** Es así de simple.

- **Estrés.** Esta es seguramente la causa más común por la cual las personas pierden el deseo sexual. Cuando estás agobiada por situaciones de pareja, trabajo, familia, salud o dinero, durante un largo periodo de tiempo, se activa la respuesta de alerta del sistema nervioso de la que hablamos en el capítulo 2. **El estrés es incompatible con el placer y el gozo.** Si vives con nervios y con tu cuerpo en contracción y segregando cortisol constantemente, es normal que no sientas ganas, no puedes relajarte para excitarte. **¿Qué puedes hacer?** La prioridad es bajar el ritmo de vida, por tu vida sexual, pero también por tu vida en general. Encuentra espacios para ti, para cuidarte y relajarte, y busca dedicar tiempo a cosas que te den placer. Eso te traerá más calma y alegría, y de forma natural tu deseo sexual se volverá a encender. Y el placer y los orgasmos ayudarán a desestresar aún más tu cuerpo.

- **Desconexión de la pareja.** Un disgusto, una discusión cotidiana o los temas emocionales de fondo más importantes, si no están resueltos, pueden hacer que se tengan menos ganas de intimar. Es natural, porque, como hemos visto, la apertura al placer está relacionada con la apertura del corazón y, cuando hay temas pendientes entre la pareja, puede ser que este se cierre un poco. **¿Qué puedes hacer?** Encuentra la forma de reconectar con tu pareja y resolver los temas pendientes. Cuanto más conectada emocionalmente te sientas en la pareja, antes volverán las ganas de compartir intimidad.

- **Falta de priorización.** Cuando el deseo falta, vale la pena preguntarse también qué lugar le estamos dando al sexo en nuestra vida. A veces ocurre que dejamos el sexo para el final del día, cuando ya no queda energía, y entonces es mucho más difícil tener ganas. Damos prioridad al trabajo, los eventos sociales y familiares, pero no se nos ocurre guardar un espacio para el placer sexual. **¿Qué puedes hacer?** Lo primero, en este caso, es decidir poner tu placer en un lugar prioritario para ti. Si quieres tener una vida sexual placentera, tienes que abrir espacio y encontrar tiempo para que eso ocurra, ya sea para disfrutar contigo misma o en pareja. Lo segundo es no forzarte cuando estás cansada, y respetar el momento o la etapa que estás viviendo.

- **Bajo estado de ánimo.** Cuando hay tristeza, depresión o no hay ganas de vivir, es muy difícil que el deseo surja, pues el placer es todo lo contrario a eso: es la conexión total con la vida. En estos casos se puede sentir una resistencia muy grande a tener sexo; la sola idea de sentir placer obligaría a la persona a salir de ese estado y a veces no se tiene aún la energía para ello. **¿Qué puedes hacer?** Si estás en uno de estos procesos, no te fuerces, escúchate, y, en este caso, pide también ayuda y terapia para liberar esas capas de tristeza. Si tomas alguna medicación, ten presente que también puede afectar a la libido, por eso es tan importante que respetes tus tiempos: lo primero es tu bienestar emocional. Cuando vuelva la chispa del deseo, aprovéchala, pues tener sexo y, sobre todo, sentir placer y orgasmos es una de las mejores maneras de restaurar tu sistema nervioso, mejorar el estado de ánimo y sentir bienestar. Es una manera de volver a enchufarte a la vida y de decirle sí a la alegría de vivir.

- **Dolor o enfermedad.** Cuando el cuerpo está viviendo un proceso de dolor, por supuesto que no tiene ganas de sexo, pues el dolor y el placer son opuestos. Por ejemplo, todas esas mujeres con endometriosis y con menstruaciones muy dolorosas y prolongadas cada mes, o aquellas con algún tipo de dolor crónico, o las que reciben un diagnóstico difícil que implica tratamientos duros como un cáncer. El cuerpo que siempre quiere protegernos, ante estas situaciones, pone como prioridad sobrevivir y superar ese dolor o ese diagnóstico. **¿Qué puedes hacer?** Cuídate mucho, date el tiempo que necesites, tu salud es lo primero, no tiene sentido que te fuerces a tener ganas. Pero sí puede ayudarte buscar momentos de placer y disfrute en tu día a día: un baño, un masaje, abrazos largos... Al relajar tu cuerpo, quizás a ratos sientas ganas de compartir intimidad o hacer el amor suavemente, que también es salud para ti.

- **Tras la maternidad.** A diferencia de todos los puntos anteriores, cuando acabas de ser madre, tu llama está muy encendida y tu energía sexual está más despierta que nunca. No hay nada más sexual, animal e instintivo que parir a un ser desde tu vientre, a través de tu sexo, y cuidarlo y nutrirlo con tus pechos con amor incondicional. Mujer, acabas de ser fuente de una nueva vida, tu energía sexual ha hecho el acto de creación física más milagroso que pueden hacer nuestros cuerpos, y sigue haciéndolo mientras lo nutres. No te digas que estás apagada, porque no es cierto, estás más viva que nunca, solo que tu energía está enfocada en ese nuevo ser que tanto te está demandando. **¿Qué puedes hacer?** No hay nada que hacer o solucionar, está todo bien, date el tiempo de recuperarte físicamente y de recuperar las ganas de forma natural. Por favor, no te fuerces a tener sexo con penetración pasada la cuarentena, solo tú sabrás el momento en el que tu vagina vuelva a sentir un «sí». Tu cuerpo está haciendo algo tan épico como nutrir una nueva vida, pide para ti mimos, abrazos y todos los cuidados que necesites, y disfruta de este momento único y mágico.

- **Menopausia.** Cuando cambiamos de etapa hay todo un cambio hormonal que nos afecta físicamente, por ejemplo, disminuye en parte la lubricación, pero también es cierto que durante siglos nos han asustado como si estos cambios fueran el fin del mundo. Los taoístas, en cambio, llaman a la menopausia *la segunda primavera* (la adolescencia es la primera) y celebran ese renacer a una nueva libertad en una etapa con más sabiduría. El deseo no desaparece como tal en esta etapa, lo que ocurre es que ya no estás dispuesta a hacer lo que no te gusta para complacer, el cuerpo ya solo tolera lo que de verdad disfruta. **¿Qué puedes hacer?** Tu deseo está vivo en ti, conéctate con lo que realmente quieres y dátelo. Es posible que necesites hacer cambios, y eso es maravilloso, esta etapa te obliga a escucharte de verdad y explorar cómo es el placer que te enciende realmente. A mí me encanta saber, tal como me han mostrado mujeres sabias más maduras que yo, que nosotras con la edad no perdemos potencia sexual, al revés, si nos escuchamos podemos seguir expandiendo nuestra capacidad de sentir placer.

Como ves, la falta de deseo puede deberse a causas y situaciones muy distintas, y en todas es muy importante escuchar lo que el cuerpo te está pidiendo. Pero también recuerda que **el deseo es un impulso natural, un fuego que se enciende en tu interior, y que la llama se puede prender gracias a tu actitud positiva.** Así que no subestimes el poder de tu intención y tu actitud, porque ponerle ganas también despierta las ganas.

7

AL ENCUENTRO CON LA PAREJA

¿Alguna vez te has preguntado por qué a «tener sexo» también se le dice «hacer el amor»? Porque a través del sexo nos unimos en amor a otra persona. Sin importar si estás en la cama con tu pareja de años o con alguien que has conocido hace poco, tu cuerpo no es lo único que se conecta con la otra persona. Tu corazón también se une al suyo y tu alma también se funde con la suya. **Para hacer el amor no necesitas estar en una relación romántica, pero sí es necesario que estés *en amor* mientras tienes sexo.** Y ¿qué es eso? Simplemente es ponerle corazón al acto sexual. Es poner una intención amorosa cuando le acaricias y cuando le besas. Es celebrar el acto íntimo que habéis decidido crear juntos, y agradecer su presencia y todo el placer que se despierta en ti gracias a vuestro encuentro.

Anhelamos el placer de fundirnos con la existencia, y qué bello cuando, en pareja, el yo desaparece y dos seres nos convertimos en uno solo por unos instantes. **Nunca es «solo sexo», por mucho que te quieras convencer de ello.** Siempre hay una parte profunda de ti que se involucra cuando te acuestas con alguien, mucho más allá del intercambio físico. Por eso siempre digo: si a la hora de un encuentro sexual, no estás *en amor*, no estás presente o no estás honrando a esa persona y a ese instante, mejor no lo hagas.

A estas alturas está claro que el sexo mecánico, deportivo o «porque toca» es una versión muy reducida de todo lo que puede ser, de todo el placer que podemos sentir y de todo el poder que hay en el sexo. **Las relaciones sexuales siempre van a ser más satisfactorias, profundas e íntimas cuando las personas implicadas estén abiertas de corazón,** porque entonces los genitales también se abren, la energía fluye fácilmente y las almas pueden danzar.

En este capítulo, al igual que en el resto del libro, he puesto el foco en nosotras, en eso que está en tus manos y, en este caso, que puedes poner en práctica para sentir más placer estando en pareja. Si compartes intimidad con mujeres, seguramente te es más fácil e intuitivo entender su cuerpo, porque funciona como el tuyo, incluso te ayuda a conocerte más a ti misma. Si en cambio compartes intimidad con hombres, a veces es un reto lograr entendernos mutuamente cuando funcionamos de formas tan distintas. Por eso algunos puntos están dedicados al hombre, para acercarnos mutuamente y que podamos sentir placer de forma más profunda y real.

ESCUCHA TU BRÚJULA INTERNA

Las relaciones siempre son un baile entre el dar y el recibir, también en el terreno sexual. Nos produce una gran satisfacción dar caricias y placer, y qué alegría sentir que tu pareja disfruta estando contigo. El problema es cuando ponemos tanto el foco en el dar, que nos olvidamos de nosotras y de lo que necesitamos. Sin embargo, la experiencia sexual es mucho más placentera para ambos cuando te pones a ti primero y te ocupas de cómo te sientes, de qué necesitas y qué te apetece, pues al hacerlo te das el permiso de relajarte, de abrirte y, sobre todo, de recibir. Y así, conectada con tu placer, tu pareja puede disfrutar de hacer el amor con una mujer que se siente llena y en gozo. **No hay nada más atractivo que una mujer que se conoce, se escucha y con total tranquilidad sabe expresar lo que quiere.**

Pero ¿cómo saber qué necesito a cada momento? **Escucha y déjate guiar siempre por tu brújula interna, que son tus sensaciones.** La forma en la que te sientes a cada momento es el indicador para saber si vas por buen camino. Si te están encantando los besos, los movimientos de vuestros cuerpos, su tacto..., si te sientes a gusto y quieres más de eso, continúa y amplifícalo. Pero, si de repente no estás cómoda, la brújula te pide que te preguntes: ¿qué necesito para estar a gusto? Quizás es bajar revoluciones o hacer una pausa o cambiar de posición o que os miréis a los ojos o que te abrace... Lo que necesites: te lo das o lo pides. Esa incomodidad solo es tu brújula guiándote hacia más placer. Y esto aplica también a cuando estás dando: ¿eso que le estás haciendo a tu pareja, lo estás haciendo con gusto, te hace sentir bien? Si honestamente no te apetece, mejor déjalo; porque desde el sacrificio no nace placer. Solo si es que sí, continúa y disfruta de dar. **Cuando dar placer te da placer, se amplifica el placer de ambos.**

Tu brújula interna también te marcará los tiempos y ritmos. Como te contaba con el masaje de pechos, cuando te hablaba del polo positivo y negativo en nuestro cuerpo, las mujeres no podemos tener un sexo del todo satisfactorio sin abrir el corazón, nuestro polo positivo, y eso ocurre cuando nos sentimos seguras. Los besos, el tacto, las miradas, el cariño y la intimidad que empieza a surgir en los mal llamados «preliminares» sirven para eso, para sentirte a salvo, en amor y relajada, y que tu clítoris se vaya despertando y tu vagina humedeciéndose. Y digo mal llamados porque en realidad besarnos, desnudarnos, tocarnos y mirarnos ya forma parte del sexo, ya estamos moviendo energía y excitación. **Los preliminares no son un capricho, son un espacio sagrado muy necesario para que se produzca una conexión profunda y auténtica.** A veces esa conexión puede tardar más o menos en llegar, no es una cuestión de tiempo, sino de calidad. Cuando por ejemplo un hombre se pone a dar un masaje para «cumplir», sin ganas realmente, porque lo que quiere es pasar a la penetración, tu brújula lo siente y tanto tu corazón como tu vagina se cierran instintivamente. Por eso no permitas que los preliminares sean solo un paso obligado, casi robótico, antes de la penetración.

Muchas de nosotras, algunas veces, después de mimos y caricias, pero aún sin sentirnos abiertas y jugosas, hemos invitado a nuestra pareja a pasar a la penetración porque, claro, «Ay, pobre, lleva tanto rato esforzándose, yo ya debería estar con muchas ganas, ya toca». Yo a esto lo llamo autoabuso, porque nos estamos traicionando, presionándonos y obligándonos a estar listas a un ritmo que en ese momento no es orgánico para nosotras. Si estás con un hombre, antes de invitarlo a entrar dentro de ti, necesitas estar lista, tu cuerpo ha de sentir un gran «sí», tu vagina ha de sentirse jugosa, abierta y deseante de recibir a ese pene, no antes.

Y a medida que va subiendo la temperatura ¿cuál es el ritmo perfecto? ¿Cuál es la velocidad adecuada? ¿Cuál es la mejor postura? De nuevo, tus sensaciones son tu guía, tu brújula interna que, conectada con tus impulsos e instinto, a cada momento te muestra cuál es el siguiente movimiento hacia más excitación y placer. Es cierto que **el tiempo y la lentitud son a menudo grandes aliados, pues nos ayudan a tener más sensaciones, a sentir lo sutil y amplificarlo** por nuestro cuerpo. No es que el sexo lento sea mejor que el rápido; la pasión, intensidad y fogosidad pueden ser muy divertidas y gozosas. Sin embargo, cuanto más lento os tocáis, os movéis y os miráis, más aumenta la presencia y la capacidad de sentir y disfrutar, porque te es más fácil escucharte y saber lo que necesitas.

El placer atrae más placer. Te aseguro que **la prisa, el esfuerzo y el sacrificio no son la forma de atraer disfrute.** Con esto quiero decirte que, por favor, no te apresures, no te esfuerces, no hagas acrobacias que te resultan incómodas y no te quedes en una posición que te hace sentir extraña. Muévete y colócate como necesites para estar a gusto. Por ejemplo, cuando te colocas abajo estás mucho más relajada y también receptiva, lo que te ayuda a rendirte y soltar el control, siempre que no te quedes bloqueada o atrapada y la energía deje de fluir. En cambio, cuando te colocas encima de la otra persona tienes más libertad de movimiento y puedes marcar el ritmo; el riesgo aquí es perderse en el dar y el hacer y desconectarse del sentir. Hay cientos de posiciones y todas son perfectas, si te sientes viva y la energía se mueve a través de tu cuerpo; lo importante es que sea la que te apetezca ese día, en ese momento, que estés cómoda, te sientas a gusto y con libertad para dar rienda suelta a tu expresión sexual. Conecta con tu pareja y sigue instintivamente lo que te pide tu cuerpo, escuchando tu ritmo y el de la otra persona, abriéndote lentamente a todo el placer del que es capaz tu hermoso cuerpo.

En resumen, **cuando decides escuchar y seguir a tu brújula interna a cada momento, te haces dueña de tu placer.** Seguirla implica no solo darte lo que necesitas, sino también saber pedírselo a tu pareja. Pero ¿cómo hacerlo para que no se lo tome mal y realmente sea una motivación? Es muy sencillo: conecta con la idea de que sois aliados y guíale de forma clara pero también amorosa. Evita la exigencia, porque eso puede generar tensión, y también entrar en la queja o la crítica: céntrate en lo que prefieres y cómo lo quieres, para que tu pareja no se sienta juzgada y se desanime. Recuerda siempre que el sexo es una danza de cuerpos y que muchas veces puedes comunicarte con movimientos o con miradas, con sonrisas que afirman o con respiraciones y sonidos que tanto expresan. A menudo, pocas palabras bastan, y eso ayuda a seguir conectados al cuerpo y al sentir.

ACALLA TU MENTE

¿Te ha pasado alguna vez que estás teniendo sexo con alguien, pero tu cabeza está en otra parte? Nuestros cuerpos están como en automático y no hay presencia, cuando en realidad lo que queremos es hacer el amor conectando con esa otra persona, sintiéndonos y sintiéndola, con el corazón y el cuerpo abiertos, olvidándonos de quién somos y convirtiéndonos en las sensaciones de placer.

Si la mente nos parlotea y toma el mando, es muy difícil escuchar al cuerpo, a tu brújula interna y conectar con el verdadero placer. Es lógico, pues, que los orgasmos nos rehúyan y que nos cueste disfrutar de lo que está sucediendo. Necesitamos silenciar nuestra mente, callarla, calmarla o, más bien, necesitamos dejar de prestarle atención. Aunque esto a veces puede no parecer tan sencillo, a continuación veremos algunas técnicas fáciles que te pueden ayudar. Pero primero vamos a ver los diferentes tipos de cháchara mentales que pueden ocurrir mientras estamos teniendo sexo, porque no todas tienen la misma fuerza.

- **Los pendientes del día a día.** Estás haciendo el amor con todas tus ganas y, de repente, ahí está: «No he tendido la lavadora» o «No puedo olvidarme de llamar a mi hermana». Parece absurdo que vengan estos pensamientos cuando estás desnuda y entregada dándolo todo, pero no lo es. De hecho, tiene mucho sentido: cuando tu cuerpo se relaja la mente ve la oportunidad perfecta para sacarte toda su lista de pendientes. Esta es la charla más inofensiva porque es relativamente fácil de acallar: te puedes reír de ti misma, darle gracias a tu cabeza por los recordatorios y decirle que luego te ocuparás de hacerlo. Cuando siente que estás avisada, la mente por lo general se queda tranquila.
- **Las preocupaciones no resueltas.** En este caso también te vienen a la mente temas cotidianos, solo que un poco más complejos porque tienen asociada alguna emoción que te genera preocupación o ansiedad. Por ejemplo, estás haciendo el amor y te pones a pensar en el conflicto que tienes con tu compañero de trabajo. En

este caso los pensamientos son más persistentes y repetitivos, porque tienen carga emocional y es más fácil que te quedes enganchada. Además, cuando aparecen, sientes la emoción en tu cuerpo, que se contrae, y eso te aleja del placer. Por eso en este caso, te puede ayudar bajar el ritmo de tus movimientos y respirar profundo para calmar esa emoción.

- **La cháchara destructiva.** En tercer lugar, tenemos la cháchara destructiva relativa a nuestro cuerpo y nuestra actitud en la cama: «Uy, esta posición no porque se me ve mucha barriga», «Estoy haciendo demasiado ruido», «Ah, que ahora va allá abajo, ¿y si huele mal?» y así sucesivamente. Sin parar. ¿Te ha pasado? Nadie es tan cruel con nosotras como nosotras mismas cuando lo que más necesitamos es darnos muchas dosis de amor del bueno, hablándonos bonito y tratándonos bien. Cuando estás haciendo el amor, recuerda que quien está contigo es porque siente atracción hacia tu precioso cuerpo y le encanta tener el privilegio de verlo, tocarlo y darle placer.
- **La locutora de radio.** Es esa voz que se dedica a comentar y valorar cada movimiento del acto sexual como si fueran jugadas de un partido de fútbol: «¿Qué hace tocándome así si ya le he dicho que me gusta de otra forma?», «Ah, esto está mejor, así sí», «Creo que estoy tardando demasiado» o «Si esto sigue así, no voy a llegar nunca». ¡Qué presión más grande! ¿Quién se puede relajar así? Además, fíjate que no puedes retransmitir el partido y jugarlo a la vez, y lo que quieres es jugarlo y sentirlo. Así que cuando te veas ahí, respira, escanea tu

cuerpo, conecta con alguna sensación y sumérgete en ella. Sentirte te saca de la cabeza y te devuelve al cuerpo.

Como ves, cada una de estas cháccharas es distinta: de algunas es fácil reírse, otras son más intensas, pero todas pueden acallarse, por eso quiero compartir contigo estas prácticas sencillas pero efectivas para calmar tu mente:

- **Respiración consciente.** Respirar es, sin duda, el método más efectivo de todos. Hazlo como te he enseñado (ver página 137), cíclicamente sin hacer pausas entre inhalación y exhalación. No importa si es lenta o rápida, si es más intensa o menos, lo importante es que no pares, que el aire entre y salga sin pausas. Si lo haces así, al cabo de unos minutos, la mente irremediablemente se calla. Emborrachas a tu cabeza con la respiración. Si sientes que te mareas, perfecto, es porque la mente pierde el control mientras la respiración te lleva al cuerpo, al presente; vuelves a ti y te permites sentirte. Solo necesitas un instante para tomar esta decisión: «Voy a respirar».
- **Mareo voluntario.** Esta es otra forma de emborrachar la mente que puedes usar si te cuesta ponerte a respirar con la mente tan activa. Consiste en marear la cabeza, literalmente, moviéndola de lado a lado lo más rápido que puedas. Por ejemplo, si estás estirada en la cama, haz que tus orejas toquen el colchón, primero a un lado, después al otro, a la mayor velocidad posible. Hazlo con la boca abierta y la mandíbula relajada. Cuando la cabeza se siente mareada, la cháchara mental se esfuma y se diluye. Hacer esto delante de tu pareja puede resultarte extraño,

pero puedes empezar practicándolo a solas cuando te estés dando placer y tu cabeza esté muy activa. Para mí esta es la forma más rápida de callar todas las voces, un truco que utilicé durante años y que me ayudó infinito.

- **Sumergirte en las sensaciones.** Dale a tu mente la tarea de observar y describir las sensaciones placenteras. Escanea tu cuerpo, ¿cuál es la sensación más intensa ahora mismo? La mente se calma de forma mágica cuando tiene como tarea sentir el cuerpo. En un instante puedes hacer que pase de estar juzgando tus pechos a estar completamente inmersa en el sutil cosquilleo que sientes cuando te acarician los pezones. Bucea en tus sensaciones gustosas, conviértete en ellas y deja que se hagan más y más grandes. En lo que sientes está el presente, y en el ahora no hay nada que contarnos, solo observar y sentir.
- **«Gracias, gracias, gracias», «Sí, sí, sí».** Este truco consiste en mantener ocupada la mente con una tarea tan sencilla como pedirle que repita «Gracias, gracias, gracias» o «Sí, sí, sí» muchas veces seguidas. Usar estas palabras en especial te ayuda a reconectar con el placer en tu cuerpo: «gracias» te ayuda a apreciar todo lo maravilloso que estás sintiendo con esa persona, mientras que «sí», como ya te he contado, es una gran afirmación de todo lo que está ocurriendo en este instante. Ambas, cuando se repiten a modo de mantra, cambian tu energía, y tu mente deja de contarte las historias que te estaba contando. Lo puedes probar ahora, haciendo una pausa de la lectura. Desde esa nueva energía te será muy fácil y casi natural reconectar con tu cuerpo y tus sensaciones de placer.

- **Saturación de los sentidos.** Este último es un método más elaborado que has de preparar con tiempo, pero lo puedes convertir en un ritual romántico que te predispone a disfrutar del encuentro sexual. Se trata de embriagar tus sentidos estimulándolos todos a la vez: tacto, olfato, oído, vista y gusto. Puedes, por ejemplo, poner una canción que te encante, encender una vela con un buen aroma, poner unas sábanas suaves que se sientan bien al contacto con la piel, preparar algo de comer dulce y delicioso, y todo eso en un lugar precioso que disfrutes contemplar. Cuando activas tus cinco sentidos, tu cerebro está tan ocupado registrando los estímulos placenteros que se satura y la mente deja de hablar.

CONEXIÓN E INTIMIDAD

El sexo con una pareja es como una danza: debes encontrar una cierta sincronía en los movimientos que te permita olvidarte de los pasos y disolverte en el baile. Esa sincronía libera endorfinas y la sensación de individualidad se diluye, empiezas a fundirte con el otro. Pero esa conexión profunda no es la que hemos visto en el sexo tenso, gimnástico y mecánico que hemos aprendido, en el que los cuerpos se usan para vaciarse y descargarse. La intimidad real requiere de valentía, porque no solo te desnudas físicamente, sino que te dejas ver realmente, desnudas todo tu ser, con tus dones y tus inseguridades. Cuando te atreves a entrar en ese espacio de tanta vulnerabilidad, tu corazón se abre a sentir el placer profundo que anhelas.

Para crear intimidad verdadera, lo primero que necesitas es conexión y sintonía, algo que se puede conseguir fácilmente con la mirada, la respiración y el tacto. Cuando respiras acompasada con la otra persona, los dos cuerpos se llenan de energía y se conectan con el sentir. Lo mismo ocurre cuando miras a la otra persona a los ojos: la reconoces y conectas con su alma. O cuando os besáis lentamente y los labios se humedecen con el contacto de vuestras lenguas. También los abrazos y las caricias con intención amorosa te hacen sentirte conectada y sostenida en el encuentro. Estas son, pues, las formas más sencillas de crear una bonita intimidad: respirad juntos, miraos a los ojos, tocaos y besaos con amor, y dejad que vuestros sistemas nerviosos se armonicen y relajen al sentirse sostenidos el uno por el otro. **La intimidad verdadera nos da esa sensación de seguridad que nos permite soltar el control completamente, sintiendo que hagamos lo que hagamos, nuestra expresión sexual más auténtica es celebrada** por la otra persona, y al hacerlo nuestra excitación puede elevarse hasta el placer más extático.

Puede que tengas una muy buena conexión contigo misma, y llegues a sentir mucho placer a solas, pero que, al encontrarte con una pareja, te desconectes de ti. Si te ocurre, recuerda que no estás pasando un examen y empieza por preguntarte a ti misma «¿Cómo me estoy sintiendo?» o «¿Qué me apetecería?». Recurre a tu brújula interna, así vuelves a ti, a tu cuerpo y a tus deseos. Baja el ritmo de tus movimientos, lleva tu atención a la respiración, nota las sensaciones en tu cuerpo. De este modo reconectarás contigo para luego, sí, conectar con el otro y continuar danzando. Mantén la consciencia de todo lo que se está moviendo entre vosotros, de todo lo que os estáis regalando. Porque al hacer el amor con intimidad verdadera, se abre el portal para conectar con un placer más profundo.

Unión tántrica en Yab-Yum

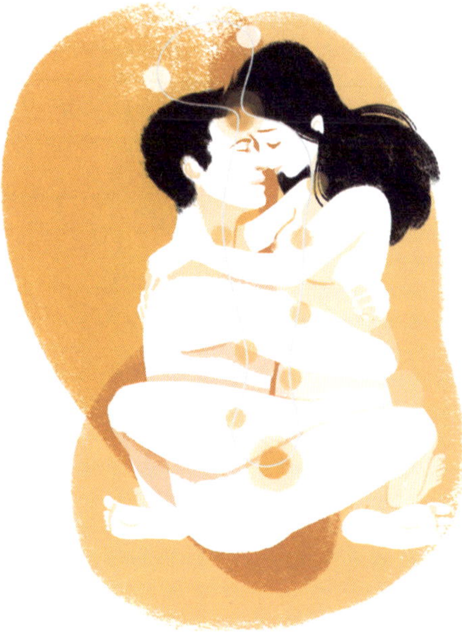

En la práctica tántrica, el Yab-Yum es la postura que simboliza la unión divina y te la comparto porque ayuda a generar una profunda intimidad de pareja, tanto física como emocional.

Su nombre, que en tibetano significa «padre-madre», simboliza la unidad de las fuerzas masculinas y femeninas, de la sabiduría y la compasión, y el equilibrio armonioso de su unión sagrada. Hacerla ayuda a despertar en la pareja amor y ternura (femenino) y facilita el flujo de energía que permite alcanzar niveles más elevados de consciencia (masculino). Para los tántricos, más que una simple postura, se trata de una práctica espiritual para alcanzar la iluminación y el despertar a través de la fusión en pareja.

Para practicarla, el hombre (o en caso de estar con otra mujer, la que decida en ese momento encarnar la polaridad masculina de sostener) se sienta con las piernas cruzadas en posición de loto y la mujer se sienta encima, de frente, rodeándolo tanto con las piernas como con los brazos. Al entrelazarse, los genitales quedan conectados y, tradicionalmente, deben unirse también las frentes, conectando el tercer ojo de ambos. Eso crea un circuito por el que la energía fluye entre los dos cuerpos generando un círculo de placer en pareja, lo cual es excitante y erótico, a la vez que íntimo y amoroso. La clave está en dejar que las respiraciones se vayan acompasando lentamente hasta fundirse en una sola, al igual que los cuerpos.

En lugar de unir vuestras frentes, podéis también mantener contacto visual o, si no, besaros amorosamente, y si os apetece podéis llevar una mano al pecho de vuestra pareja para conectar con su corazón. La propia respiración os llevará a moveros suavemente de forma natural: dejad que vuestros cuerpos se balanceen o se muevan en círculos. **Esta posición lleva fácilmente a crear un vínculo emocional de confianza y sensación de seguridad, lo que permite abrirse el uno al otro a un nivel profundo.**

Puedes practicar esta postura con tu pareja como una forma inicial de conectaros, sintiéndote muy sostenida y relajada, y, si os apetece, también podéis permanecer en Yab-Yum durante todo el encuentro sexual, sintiendo como la excitación crece a medida que aumenta el flujo de energía sexual que hacéis circular entre los dos. Esta postura no permite muchos movimientos, pero al sentirte sostenida es muy gustosa, porque puedes dejarte caer por completo. Además, facilita, en caso de desearlo, una penetración profunda, lo cual **crea una fusión tanto física como energética en la que los cuerpos se disuelven en uno solo, en amor y éxtasis.**

Para crear esa intimidad única cuando haces el amor con tu pareja, lo segundo que has de recordar es que estás entrando en el templo de otra persona y esa persona en el tuyo. Al entender que es un honor estar compartiendo intimidad con ese ser en ese momento preciso, y que tu pareja siente lo mismo, puedes estar en el sexo en presencia, amor y adoración.

Cuando ves el cuerpo de tu pareja con devoción, se despierta tu amor; amas tocar, masajear y besar todo su cuerpo. Incluidos los genitales. Si tu pareja es un hombre, puedes ver su pene erecto como una vara de luz, llena de energía y de su amor. Si es una mujer, su vulva, como un portal a un universo infinito, como la tuya. De la misma forma, tu pareja también te honra en devoción, y si es un hombre su fuerza masculina, su poder, su cuerpo y su erección están al servicio de ti y de tu placer, desde su amor y adoración hacia ti. **El sexo deja de ser**

posesión o un «yo te uso y tú me usas» para convertirse en un servicio mutuo desde el corazón en el que ambas personas experimentan el placer de dar y recibir.

Sirva el sexo oral como ejemplo muy claro: ¡qué diferencia recibirlo cuando quien te lo da lo está gozando a cuando alguien lo hace por cumplir, parece cansado o, aún peor, le da un poco de asco! Por eso cuando tú lo des, por favor, recuerda escucharte y no lo hagas porque toca o para que «esto acabe ya». Solo hazlo cuando tengas un impulso verdadero y realmente te apetezca, cuando puedas mirar sus genitales con devoción y sientas el honor que es tener a tu hombre erecto, o a tu mujer abierta para ti.

Cuando los encuentros sexuales son desde este lugar, lejos de usar a la otra persona para descargarte, estáis ahí, el uno para el otro, como un canal para que la energía sexual de ambos se despierte y con ese amor podáis llegar a fundiros el uno en el otro y disfrutar de encuentros con más sintonía, conexión y expansión.

La reverencia

Hay una práctica muy sencilla pero muy poderosa que se enseña comúnmente en los talleres de Tantra y sexualidad para integrar este aspecto de devoción en el sexo. Consiste en observar con mucho amor y sin prisa los genitales de tu pareja, y tu pareja los tuyos, y hacer una reverencia ante ellos en acto de respeto y gratitud.

Esta práctica necesita de lentitud. Si empiezas tú, es importante que te des tiempo para sentir fascinación y adoración por los genitales de tu pareja. Respira y míralos desde tu corazón. Si es un hombre, honra la fuerza masculina que representa ese pene que está lleno de amor hacia ti. Si es una mujer, imagina su vulva como un portal a un mundo mágico o como una vasija de placer. Siente el poder que hay en ellos y, cuando lo sientas, haz una reverencia tomándote todo el tiempo que necesites. Luego puedes compartirle con palabras la belleza que has visto y sentido, y tu gratitud por lo que estáis compartiendo.

Cuando acabes, es el turno de tu pareja, quien tomándose su tiempo puede seguir los mismos pasos para adorar y honrar tu vulva, vagina y todo tu ser, haciendo también una reverencia si así lo siente. Pídele que te comparta la belleza que ha visto entre tus piernas. Para cerrar el ritual podéis abrazaros y agradeceros mutuamente.

Te invito a que lo pruebes junto a tu pareja y descubras su poder infinitamente sanador. En general, las mujeres no estamos acostumbradas a recibir amor hacia nuestra vulva, así que disfruta de esa extraña pero a la vez gustosa sensación de ver los ojos de tu pareja mirando tu vulva y todo tu ser desde el amor total, con curiosidad y admiración.

PENETRACIÓN CONSCIENTE

El hecho de que a tantas mujeres cuando se acuestan con un hombre les cueste llegar a estados orgásmicos que no sean descargas clitorianas, concretamente durante la penetración, es una muestra clara de que los hombres han perdido la capacidad de comunicarse amorosamente desde su pene con la vagina y el cuerpo de la mujer, y que nosotras hemos perdido la capacidad de relajar nuestra vagina para abrazar y acoger al pene. Uno de los motivos es que durante siglos de abuso, el sexo y especialmente la penetración se usaron para dominar y poseer a la mujer, lo que resultó en la sexualidad brusca y muchas veces violenta que hemos aprendido, cuando, en realidad, nuestra naturaleza es mucho más amorosa y nuestros cuerpos, tanto de mujeres como de hombres, lo que de verdad quieren es gozarse en amor y alegría.

Por otro lado, nos han enseñado a poner mucho el foco en cuánto mide el pene, cuando el tamaño no es tan relevante. Un pene cargado de energía y en presencia te puede hacer volar de placer, pues lo que realmente provoca orgasmos extáticos es la conexión, la presencia y el amor. Por eso es importante que cuidemos la energía con la que nos encontramos, pues si tu hombre entra en ti después de tener un mal día queriéndose liberar de su malestar, es probable que te traspase a ti esa negatividad. **Es necesario que vayamos al sexo y a la penetración para elevarnos mutuamente, y que no lo usemos solo como descarga.** Necesitamos urgentemente que hombres y mujeres entendamos la penetración desde un lugar más consciente y amoroso, para tener orgasmos más profundos y expansivos, y para evolucionar del paradigma de una sexualidad vacía y automática que durante mucho tiempo solo buscaba la satisfacción del hombre.

A continuación, te comparto algunas ideas que espero te inspiren o amplíen la mirada hacia una penetración más consciente con tu pareja si compartes tu vida sexual con hombres. A diferencia de lo que hemos visto hasta ahora en este capítulo, esto no depende únicamente de ti, pues necesitas de la colaboración de la otra persona para lograrlo. Así que, te animo a compartir esta información con tu hombre e invitarlo a experimentar juntos. Estoy segura de que os podéis sorprender y descubrir nuevas sensaciones de placer durante la penetración:

- **Pedir permiso para entrar.** Cuando dejas que tu pareja te penetre, estás dejándolo entrar en un lugar íntimo y sagrado. Seas consciente de ello o no, no solo estás recibiendo su pene, sino toda su energía. Por eso si tu hombre te pide permiso para penetrarte, tu cuerpo se relaja y se rinde a un nivel muy profundo, porque se siente respetado, lo que te permite recibirlo con mucha más apertura y gozo. No tiene por qué ser una larga conversación, a veces solo hace falta una mirada, un movimiento de cabeza o una palabra (los amantes nos podemos entender con muy poco). Por supuesto, a ti te corresponde responder con tu verdad. Si no te sientes lista y suficientemente abierta, di «No» o «Todavía no». Solo permite que la otra persona entre en ti cuando sientas un gran «sí» en tu cuerpo.

- **Darle la bienvenida al pene.** Tu vagina no está pasiva mientras es penetrada por el pene. Si está jugosa, abierta, esponjosa y receptiva, está dándole la bienvenida, lo está escogiendo. Ser consciente de esto es importante durante la penetración. Puede que te sirva imaginarte que tu vagina está besando al pene con los labios de la vulva, dándole la bienvenida. Siente cómo cambian tus sensaciones y la experiencia de la penetración cuando te das cuenta de que en realidad eres tú la que acoge a ese pene dentro de ti.
- **Encontrar el ritmo que disfruta tu vagina.** Como ya te he comentado, tu vagina no necesita de embestidas ni empujones. Sin embargo, los movimientos rítmicos y repetitivos sí le sientan muy, pero que muy bien, porque nos ayudan a entrar en un trance que nos lleva a sentir con más facilidad. La clave es mantener el mismo ritmo mucho tiempo mientras respiráis conectados.
- **Hacer movimientos circulares con el pene.** La penetración que más conocemos es el movimiento de dentro a fuera, pero no es la única opción que hay. Cuando el pene está dentro de tu vagina, el hombre puede hacer movimientos circulares moviendo su cadera lentamente de forma que el pene vaya presionando las diferentes paredes de tu vagina. Es como si te masajearan por dentro, y es especialmente gustoso cuando presiona la pared superior donde está el punto G o punto sagrado. Si llevas tu atención y consciencia podrás sentir las sensaciones que se despiertan en tu vagina con la presión del movimiento circular. Además, el pene está erecto cargado de su excitación, es decir, cargado de energía que se va moviendo circularmente dentro de ti.

- **Contraer tu suelo pélvico abrazando al pene.** Esto es muy placentero para ambos, en este caso es tu vagina la que masajea el pene de tu compañero. Consiste en contraer tu suelo pélvico, creando presión en el pene, para luego soltar y relajarlo por completo. Esto solo es posible hacerlo si el pene se está moviendo lentamente, ya que con fricción rápida difícilmente puedes activar el suelo pélvico.
- **Dejar el pene quieto, conectando con tu cérvix.** Cuando el pene con toda su energía y todo su amor penetra dentro de ti y se queda en quietud total conectando con tu cérvix, ocurre algo maravilloso. La cantidad de energía y placer que se puede despertar en tu cérvix de esta manera es sublime. Lo único que se necesita es presencia total y quietud absoluta. Relájate, mira a tu pareja a los ojos, respirad juntos y deja que el pene, con toda su energía, se quede dentro de ti, quieto, paciente, dándote tiempo. Respirad, respirad, respirad..., tan conectados de corazón como conectados están el pene y el cérvix. Esto no sirve cuando se hace desde la mente, pero es milagroso si se hace desde el sentir, desde la presencia total. Puede que no pase nada durante un rato y de repente sientas un calor subiéndote por la espalda, o puede que no pase nada estelar las primeras veces que lo probáis; seguid intentándolo. Cuando logras relajarte con su pene dentro de ti, las sensaciones que se despiertan en tu cérvix te llevan a lugares mágicos. Sin embargo, en ocasiones, al no haber movimiento, el hombre fácilmente puede perder la erección, lo cual es natural que ocurra y no pasa nada porque la recuperará después: puede sentir placer igualmente y tú puedes

seguir sintiendo su energía conectando con la tuya. Esta es seguramente una de las formas más sublimes que conozco de conectar en pareja.

- **Pedir permiso para salir.** La idea de pedir permiso para entrar se ha relacionado mucho con el consentimiento y es algo que entendemos con facilidad. Pero ¿y al salir? Tu hombre ha estado dentro de ti. Tu cuerpo se ha llenado físicamente de su presencia y energéticamente de todo su ser. Es desconcertante cuando de repente toda esa presencia sale de golpe y sin aviso, por ejemplo en un «marcha atrás» brusco o cuando inmediatamente después de eyacular sale de ti rápidamente. En nuestro cuerpo queda una sensación de vacío repentino que nos descoloca, y buscamos abrazos o algún contacto que nos ayude a llenarlo y a cerrar la conexión. Que tu hombre te avise antes de salir de tu vagina es un gesto de cuidado y amor. Puedes pedirle que lo haga mirándote a los ojos y te pregunte si necesitas más tiempo. Respira una última vez con él dentro e invítalo a salir. Pídele que lo haga de forma lenta, no brusca. Esto es pura sanación para tu vagina y permitirá que en el próximo encuentro con tu pareja estés mucho más abierta y receptiva.

NO FINJAS, EXAGERA

Un día pregunté a mis seguidoras en redes sociales si fingían orgasmos y por qué lo hacían, y el 80 % de las que me contestaron decía haberlo hecho alguna vez. Esto es muchísimo, sobre todo teniendo en cuenta que la mitad de ellas afirmó hacerlo a menudo y que la muestra de la encuesta no era la población femenina en general, sino mis seguidoras, que suelen estar interesadas en una sexualidad consciente.

Pero ¿por qué fingimos? Desde mi experiencia y trabajo con mujeres, estas son las tres razones principales:

1. **Para hacer sentir bien a la otra persona.** Como nos han enseñado que el objetivo del sexo es llegar al orgasmo, si ya llevas un rato haciendo el amor y ves que no llegas, quieres comunicarle a tu pareja que te está gustando y que lo está haciendo bien, y la forma más fácil es fingiendo que sí llegas. Tu intención es buena porque quieres hacer sentir bien a tu pareja, pero en realidad es un engaño, y eso en lugar de acercaros, que es lo que deseas, os aleja.
2. **Para terminar.** Cuando no nos está gustando el sexo que estamos teniendo o estamos cansadas y lo que queremos es que se acabe, muchas veces optamos por fingir el orgasmo. Como se supone que ese es el final de todo acto sexual, fingiendo logramos el objetivo: que se acabe. Pero ¿cómo nos sentimos después? El hecho de que casi todas, por desgracia, lo hayamos hecho alguna vez, no significa que sea sano.
3. **Por inseguridad.** Muchas veces fingimos porque tenemos miedo a no ser válidas ni suficientes si no tenemos un orgasmo en un tiempo determinado. Tenemos miedo a decir nuestra verdad, a ser vistas como incompletas o imperfectas, cuando en realidad es todo lo contrario: al

> decir nuestra verdad, aunque nos sintamos vulnerables, retomamos nuestro poder.

Independientemente de la razón por la que finjamos y de la buena intención que tuviéramos, después de hacerlo nos sentimos vacías, frustradas, culpables, avergonzadas, tristes y, lo que es peor, solas y culpando al otro por nuestra insatisfacción. Nos sentimos así porque cuando fingimos nos abandonamos a nosotras mismas. Así es que, para vivir con más gozo tu sexualidad, es necesario dejar de fingir.

¿Cómo puedes hacerlo?

Primero, **toma consciencia de que un encuentro sexual es válido haya o no haya orgasmo.** Puede haber mucho placer sin que haya orgasmos, así que libérate de esa idea y comunícale a tu pareja lo que sea que esté ocurriendo contigo en el momento sexual y lo que necesitas. Tu pareja es tu aliada.

Segundo, **utiliza este truco: en lugar de fingir, exagera lo que sí es placentero.** Me refiero a que pongas la atención en una sensación gustosa de ese momento y la hagas grande, te deleites en ella. En lugar de decir «Mmm», di «Mmmmh, ooooh, mmmmh, qué maravilla, wowwww». Cuando exageras tus sensaciones placenteras amplificas algo que sí estás sintiendo, por lo que ganas confianza y tomas las riendas de tu placer. Es un sencillo cambio de actitud que te hace sentir más placer porque te predispone al gozo. Al hacerlo te motivas a seguir, te excitas y excitas a tu pareja.

Fíjate:

FINGIR	EXAGERAR
Es una mentira, lo estás inventando.	Es una verdad que estás aumentando.
Lo haces para otra persona, te desconecta de ti.	Lo haces para ti, te conectas más con tu placer.
Te deja una sensación de vacío.	Amplifica tus sensaciones de placer.

Tercero, **decide vivir la sexualidad desde tu ser más auténtico.** Al fingir, perpetuamos una sexualidad inmadura, seguimos sin hacernos cargo de nuestro placer y nos negamos a nosotras mismas la posibilidad de comunicar lo que queremos y necesitamos. Fingir es engañar a tu pareja y engañarte a ti. La energía nunca miente y te puedo asegurar que, aunque tu pareja te haya creído, a nivel energético, siente el engaño. Si no te compartes desde tu verdad, aunque tu intención sea buena, te alejas de la otra persona. Recuerda, fingir separa a los amantes, mientras que la autenticidad, los acerca.

CON EL ORGASMO NO SE ACABA NADA

¿Por qué tenemos la costumbre de preguntar «¿Has acabado?» durante el sexo y qué podemos hacer para dejar de hacerlo? Detrás de esta pregunta la mayoría de las veces hay una buena intención: tu pareja quiere saber si estás satisfecha, es decir, si lo ha hecho bien. Al fin y al cabo, según lo que nos han enseñado, que hayas acabado, que hayas tenido un orgasmo, significa que el resultado es bueno. Sin embargo, cada vez que explicas o aclaras si has acabado o no, estás limitando tu experiencia sexual. ¿Por qué?

Para empezar, porque estamos dando por hecho que una descarga en forma de orgasmo es el final de todo. Las palabras son poderosas, nuestra forma de hablar es un reflejo de nuestra forma de pensar y nuestro pensamiento crea realidad. Entonces, **mientras sigamos diciendo que tener un orgasmo es acabar, así será.** Cuando en realidad, un orgasmo puede ser tan solo el principio de un estado orgásmico que puede seguir creciendo si le damos más tiempo.

La creencia de que el sexo termina con el orgasmo es heredada de una sexualidad inmadura y orientada a la satisfacción rápida masculina que imperó durante muchas generaciones. Cuando el hombre eyacula se vacía físicamente —sale el semen, su semilla para traer vida— y con ello se vacía energéticamente también. Por eso le es muy difícil continuar. A veces con un poco de esfuerzo puede volver a tener una erección, pero nunca es con la misma calidad energética. Para él, algo sí se acaba. Pero no para nosotras. Como vimos en el capítulo de El orgasmo femenino, después de un orgasmo nosotras no nos vaciamos, sino que, al contrario, nos llenamos de una energía que se eleva y de forma natural se expande a través de nuestro cuerpo. Por eso la multiorgasmia para nosotras es muy natural, mucho más natural que para los hombres. Pero claro, nos será difícil experimentarla si seguimos pensando que después de un orgasmo nuestro placer termina.

El orgasmo no es el objetivo del sexo y tampoco es el indicador de que el encuentro ha ido bien. Por eso necesitamos dejar de usar esta expresión y pedir a nuestras parejas que dejen de preguntarnos si hemos acabado. Aunque muchas veces lo hacen con la mejor intención de cuidarnos y satisfacernos, **esta pregunta no ha ayudado a ninguna mujer que yo conozca a tener orgasmos.** Nos genera mucha presión y frustración, porque pone al orgasmo como única prueba y evidencia de nuestra satisfacción. Es como si, sin él, todo lo que ha pasado antes, lo disfrutado, la intimidad compartida, no contara. Es decir, puedes estar disfrutando y gozando de mucho placer, sin necesidad de ningún orgasmo, y cuando te hacen esa pregunta se rompe la magia y te desconectas. Si la respuesta es «no», puedes decir la verdad o mentir, pero en ambos casos te han cortado el flujo de placer que sí estabas sintiendo, e implícitamente te están diciendo que lo que sentías no era suficiente.

Así es que, **a partir de ahora, cuando experimentes un maravilloso momento de placer orgásmico, por favor, no des nada por acabado.** Escúchate con curiosidad, siente cómo todo tu cuerpo está lleno de energía y vibra de placer. ¿Qué pasa si seguís jugando y experimentando? Puede que te sorprendas y que el placer se convierta en un mar con olas que puedes surfear, primero una, después otra y otra..., y así, hasta el infinito (o, más bien, hasta que necesites descansar).

LOS HOMBRES TAMBIÉN SON MULTIORGÁSMICOS

Este libro lo he escrito para nosotras, y me he centrado en cómo funcionan nuestros cuerpos, pero antes de acabar quiero compartir contigo algunas ideas más sobre ellos, por si a tu hombre le puede interesar investigar para su propio placer.

Llevo años repitiendo que sí, que todas las mujeres somos multiorgásmicas, que esa es nuestra naturaleza, pues bien, ahora quiero decirte que los hombres también lo son, a pesar de que muy pocos se lo estén permitiendo. Esta sexualidad que hemos heredado, tan enfocada en la penetración y en la eyaculación del hombre, nos ha hecho mucho daño a nosotras, pero también a ellos, y no solo creándoles complejos sobre el tamaño de su pene, sino en su capacidad de sentir placer. Cuando el hombre eyacula y tiene un orgasmo, por supuesto que siente mucho placer, pero son orgasmos que duran pocos segundos cuando en realidad su potencial es mucho mayor.

Tanto el Tantra como el Tao, a través del masaje de testículos y de otras prácticas diarias, enseñan a los hombres cómo retener la eyaculación y mover esa energía que quería salir para dirigirla hacia arriba, elevarla y expandirla por todo su cuerpo. **Cuando el hombre aprende a hacerlo, su energía vital, su magnetismo y su poder se elevan inmensamente, porque deja de vaciarse continuamente en cada eyaculación.** Entre sus muchos beneficios está además el de poder llegar a sentir mucho más placer: deja de tener solo orgasmos de pocos segundos para poder experimentar orgasmos expandidos de cuerpo entero como nosotras, en su caso llamados también **orgasmos secos** porque los experimenta sin expulsar el semen. Cuando estos orgasmos van llegando en oleaje, el hombre también se vuelve multiorgásmico. E igual que para nosotras, con multiorgasmia no me refiero a que puedan tener una descarga detrás de otra, en su caso eyaculando, sino que pueden disfrutar de largos oleajes de placer sin eyacular, con lo que su potencial orgásmico puede llegar a ser tan elevado como el nuestro.

La diferencia es que para nosotras es muchísimo más fácil llegar a estos estados multiorgásmicos que para ellos, pues en nuestro caso, aun cuando tenemos un orgasmo de descarga y perdemos energía, no nos quedamos vacías como ellos, y nuestra energía sube de forma natural cuando estamos excitadas. Para ellos en cambio es más complejo, porque la energía de su pene está dirigida hacia afuera y el movimiento natural que tiene es la expulsión. Así que para el hombre, lograr estos estados elevados de placer implica entrenamiento para controlar la eyaculación, compromiso y constancia. ¿Te das cuenta de lo fácil que lo tenemos nosotras? Solo hemos de respirar, abrir el canal, dejar que nuestra excitación circule por nuestro cuerpo, dejar de pensar y entregarnos. Quizás ahora estás aún más motivada a poner en práctica todo lo que te he ido contando en este libro. Y quizás también a compartir esta información con tu hombre.

Seguramente algún hombre estará leyendo estas páginas. No solo nosotras tenemos ganas de una sexualidad más plena, gozosa y profunda, son muchos, y cada día más, los hombres con ganas de más conexión y mejor intimidad. Si algún hombre ha llegado hasta aquí queriendo aprender sobre la mujer para entender y acompañar mejor a su pareja, gracias, porque estamos juntos transformando el mundo.

NOTA FINAL

POR TI, POR TODAS

Cuando empecé a liberar mi cuerpo, a tener mis primeros orgasmos y, más tarde, a descubrir el potencial orgásmico infinito que había en mí, me di cuenta de lo afortunada que era de estar viviendo en estos tiempos. Venimos de muchas generaciones de mujeres que no tuvieron la oportunidad de gozarse libremente, no pudieron sentir todo el placer que les correspondía, y tal vez ni siquiera llegaron a contemplar la idea de que el sexo pudiera ser una experiencia satisfactoria. Yo siento que de alguna forma estamos todas conectadas y que, con cada instante de gozo que nos permitimos, le abrimos el camino a las que vendrán y, a la vez, liberamos las memorias de todas aquellas que no pudieron disfrutar de su cuerpo y que, desde donde estén, las imagino aplaudiendo y celebrando cada uno de nuestros orgasmos.

Tenemos la suerte de vivir en un lugar y en un momento de la historia en el que se está produciendo un despertar a una sexualidad más consciente, madura, expansiva y placentera. Estamos descubriendo el verdadero poder de la sexualidad, y queremos gozarnos de verdad. Es hora ya de hablar, de compartir y de pedir ayuda. Yo no imaginaba que contar mi historia pudiera impactar y ser una inspiración de cambio para tantísimas mujeres. Por eso te aliento a que tú también compartas tu verdad con las mujeres que amas y que tienes en tu vida. Estamos todas en el mismo barco, inspirándonos unas a otras, todas despertando y aprendiendo. Este despertar es exponencial, es imparable, se multiplica gracias a cada una de nosotras. Cuando una se libera, nos liberamos todas. Cuando tú te das permiso a disfrutarte más, nos das más permiso a las demás. Gózate libre y plena, date el permiso de tener todos los orgasmos del mundo y de ser tan multiorgásmica como eres realmente. Vivir una intimidad más plena y con más placer es, quizás, el regalo más grande que te haces, y que, a la vez, haces al mundo. Gracias por ser parte de este cambio que estamos haciendo entre todas.

Estar en un cuerpo de mujer es un privilegio, es un regalo; tu cuerpo es una fuente infinita de placer, no te conformes con menos de lo que mereces. Siéntete dueña de tu deseo y segura en tu cuerpo. El placer es la fuerza de vida que nos crea, así somos concebidos y así merecemos vivirnos. Nuestro estado natural es el placer gozoso, expansivo y orgásmico, conectado con el amor de nuestros corazones. Liberémonos y sintamos todo el placer que podamos, para ir construyendo una nueva forma de relacionarnos, amarnos y tener intimidad. Porque una mujer conectada con su sexualidad, su instinto y su corazón es una mujer que vive desde su poder personal y su fuerza de vida. Ese, para mí, es el verdadero empoderamiento femenino.

Espero que el camino que he recorrido y que te he querido compartir en este libro te ayude a entender y amar más tu cuerpo, y que así puedas gozarte más y mejor. Toma lo que te haya inspirado y resonado para seguir explorando, experimentando y profundizando en tu sexualidad. De corazón deseo que te goces inmensamente. Por ti, por todas.

Gracias por leerme y, sobre todo, por permitirte dar el gran «¡sí!»: ¡sí al placer, sí a sentir, sí a disfrutar y sí a la vida! ¡Sí!

Por todas las de antes que no pudieron y nos celebran, por todas las que vienen, y porque la vida te quiere ahora gozándote.

Con amor,
Andrea

AGRADECIMIENTOS

Que este libro se haya llegado a publicar y esté en tus manos es un pequeño milagro. Así como me resulta fácil hablar para grabar vídeos y clases, poner esas ideas en papel ha despertado en mí infinitas resistencias. He pasado más de tres años trabajando en este texto, y si hoy es un libro, es gracias a la inmensa ayuda que he recibido.

En primer lugar, gracias a Marcela Riomalo por haber transformado mi texto inicial hilando los mensajes e ideas de forma mágica para convertirlo en un libro. Y, en segundo lugar, gracias al equipo increíble de la editorial Lunwerg por vuestra profesionalidad impecable y, sobre todo, por ese trato tan cercano. Gracias a Javier Ortega por todos esos mails que me llevaron a Lunwerg; a Aranzazu Sumalla por ser la líder del barco con tremenda humildad y elegancia; a Carol Smith por limpiar, corregir y embellecer el texto con tanto amor; a Júlia Gaspar por diseñar esta portada tan bella; a Claudia Ranucci por crear las ilustraciones del libro con tu arte maravilloso, y, por supuesto, a Barbara Burani, mi editora. Barbara, gracias por cuidarme tanto en este parto, por todo el amor y la paciencia que has puesto en el libro, por tu calma, sensibilidad y profesionalidad. Me siento muy afortunada de haberte tenido como editora. A todos, gracias por hacerlo una realidad.

Y gracias a todas mis personas queridas y cercanas, de corazón, por vuestro apoyo emocional todos estos años. Gracias por confiar plenamente en mí y no dudar de que este día llegaría. Gracias, amigas, las de toda la vida: Clara G., Mery V., Gina E. y toda la «cantera» de Vilassar, ¡qué suerte seguirnos teniendo tan cerca! Y gracias a las que habéis ido llegando con los años y seguís muy presentes: Juliana R., Noelia G., Laura P., Sonia C., Anna V., Mónica R., Claudia C. y muchas otras que estáis en mi corazón. También a las más brujitas de mi nueva era que os dedicáis a acompañar a otras mujeres de diferentes maneras y habéis sido parte de mi crecimiento: Anna Barros, Montse Guardiola, Cristina Lozano y, muy especialmente, Berta Ferrer-Mayol y Núria Peguera, gracias por esa triada mágica de nuestra amistad y por el amor y apoyo emocional que sois en mi día a día. A todas, gracias por estar en mi vida, me siento muy afortunada. Y gracias a mi familia, por apoyarme e impulsarme siempre a pesar de dedicarme a algo que no os esperabais.

Gracias también a los hombres con los que he compartido amor y que me han acompañado en este proceso tan íntimo. Gracias, Uri, por los años tan felices que pasamos juntos; gracias, Robert, por llevarme a aquellos primeros retiros y estar a mi lado en mis primeros orgasmos; y gracias a todos los hombres que en estos años me habéis amado bonito. Doy también las gracias por ese hombre que está por llegar a mi vida para compartir abrazos, placer y risas.

Y, por supuesto, gracias a las mujeres que hace décadas abrieron con valentía el camino para todas nosotras, en especial a Sylvia de Béjar, periodista atrevida que rompió moldes, y a las maestras de Tantra Astiko Ji y Santoshi Amor por traernos su sabiduría. Si hoy esta revolución de placer es imparable, es gracias a todas las semillas que sembrasteis y que están floreciendo. Gracias también a Elma Roura, por haberme guiado a mis primeros orgasmos; a Marta Torrón, la mejor fisioterapeuta de suelo pélvico, por haber sido impulsora y socia, además de amiga de corazón; a Verma Kalavati, gran profesora de masaje tántrico, por toda la luz que desprende tu risa; a Emma Ribas, psicóloga y sexóloga, por guiarme con tu sabiduría en el amor de pareja; y al resto de terapeutas, profesores y cómplices de camino que me acompañasteis a explorarme, descubrirme y expandir mi placer. A todos, gracias por haberme enseñado a amar y escuchar mi cuerpo.

Por último, gracias a Laura San Juan, la mentora que me ayudó a dar forma a los cursos que hoy ofrezco, y sobre todo, **un inmenso gracias a las miles de mujeres que habéis estado en mis retiros, cursos y sesiones estos últimos seis años.** Gracias por haber confiado en mí para acompañaros; vuestra transformación hace que todo este trabajo tenga sentido.

Gracias, gracias, gracias.

www.mujerorgasmica.com
www.masalladelorgasmo.com
@masalladelorgasmo

@clau.ranucci

Lunwerg es un sello editorial de Editorial Planeta, S. A.
Avenida Diagonal, 662-664 - 08034 Barcelona
Calle Juan Ignacio Luca de Tena, 17 - 28027 Madrid
lunwerg@lunwerg.com
www.lunwerg.com
www.instagram.com/lunwerg
www.facebook.com/lunwerg
www.twitter.com/Lunwerglibros

Primera edición: noviembre de 2024
ISBN: 978-84-10378-07-0
Depósito legal: B. 11.996-2024
Imprime: Liberdúplex

Impreso en España

El papel utilizado para la impresión de este libro está calificado como papel ecológico y procede de bosques gestionados de manera sostenible.

PEFC Certificado
Este libro procede de bosques gestionados de forma sostenible
PEFC
PEFC/14-38-00305
www.pefc.es